全国中医药行业高等教育"十三五"规划教材
全国高等中医药院校规划教材（第十版）

配套教学用书

•••••••••••••••｜易学助考口袋丛书｜••••••••••••••••

温病学

主　编　马　健（南京中医药大学）

副主编　冯全生（成都中医药大学）

刘兰林（安徽中医药大学）

吴智兵（广州中医药大学）

周语平（甘肃中医药大学）

赵岩松（北京中医药大学）

郭选贤（河南中医药大学）

郑春素（福建中医药大学）

祁明明（南京中医药大学）

中国中医药出版社
·北京·

图书在版编目（CIP）数据

温病学/马健主编．—北京：中国中医药出版社，2019.5
（易学助考口袋丛书）
ISBN 978 - 7 - 5132 - 5498 - 4

Ⅰ.①温…　Ⅱ.①马…　Ⅲ.①温病学说　Ⅳ.①R254.2

中国版本图书馆 CIP 数据核字（2019）第 045728 号

中国中医药出版社出版

北京经济技术开发区科创十三街 31 号院二区 8 号楼
邮政编码　100176
传真　010 - 64405750
保定市西城胶印有限公司印刷
各地新华书店经销

开本 787×1092　1/32　印张 6.75　字数 145 千字
2019 年 5 月第 1 版　2019 年 5 月第 1 次印刷
书号　ISBN 978 - 7 - 5132 - 5498 - 4

定价　33.00 元
网址　www.cptcm.com

社 长 热 线　010 - 64405720
购 书 热 线　010 - 89535836
维 权 打 假　010 - 64405753

微信服务号　**zgzyycbs**
微商城网址　**https://kdt.im/LIdUGr**
官方微博　**http://e.weibo.com/cptcm**
天猫旗舰店网址　**https://zgzyycbs.tmall.com**

如有印装质量问题请与本社出版部联系（010 - 64405510）
版权专有　侵权必究

编委会

前　言

　　2003年，"新世纪全国高等中医药院校规划教材"全面启用之际，针对中医药院校学生在专业学习中普遍反映的课本内容多、抓不住重点、理解记忆困难等问题，中国中医药出版社策划了"易学助考口袋丛书"，包括中医基础、中医临床、西医基础、西医临床及中药专业在内的主干课程配套用书共29种。该套丛书自出版以来，帮助中医药院校在校学生掌握相关课程的学习要点，提高学习效率，从容应对各种考试，深受大家的喜爱，并多次重印。

　　随着全国中医药行业高等教育规划教材的历次改版，教学内容屡有调整。该套丛书虽需求不断，但有必要与时俱进，以更好地与新版规划教材匹配。基于此，我们特别邀请"全国中医药行业高等教育'十三五'规划教材、全国高等中医药院校规划教材（第十版）"的编委会专家，紧扣新版教材内容和教学大纲，对"易学助考口袋丛书"进行修订，将每门课程中需要掌握的要点、重点、难点等核心内容重新提炼、浓缩，提纲挈领，方便学生学习和记忆，以期继续为广大同学复习应考保驾护航。

中国中医药出版社

2019年5月

编写说明

　　温病学是研究温病的发生、发展规律，诊治和预防方法的学问，既具有临床学科特点，广泛运用于指导温病的诊治；又具有基础学科的属性，其卫气营血和三焦辨治思路和方法是临床各科的重要基础，被视为中医学"四大经典"之一。本书以全国中医药行业高等教育"十三五"规划教材、全国高等中医药院校规划教材（第十版）《温病学》为蓝本，以高等中医药院校中医学专业本科教学大纲为基础，对温病学的理论内容进行归纳综合。

　　本书具有如下特色：

　　1. 本书对教材的内容进行归纳、综合、提炼，突出了温病学理论重点和精华。

　　2. 每章根据教学大纲的要求将内容分为掌握、熟悉、了解三个层次，分别以"★★★""★★""★"标示，便于有侧重、有选择地学习和掌握不同层次的内容。

　　3. "重点提示"部分为本书的主要内容，将每一章的主要内容进行归纳、综合，以帮助学习者在短时间内对温病学的理论内容按教学大纲要求进行学习掌握。

　　4. "难点提示"部分主要对每一章中疑难问题进行阐发，如重点概念、原文的理解、类证鉴别等。

　　5. 全书通过示意图、表格等形式，简明扼要、深入浅出、提纲挈领地对本课程需要重点掌握的知识点进行提炼与浓缩，以便于学习者对已学过的知识进行复习、巩固与强化，为检测学习效果、参加各类考试提供便利。

6. 本书可供高等中医药院校中医类专业学生、参加国家中医执业医师资格考试、国家中医药专业技术人员职称资格考试及报考中医药专业研究生等人员参考使用。

编者

2019 年 2 月 22 日

目 录

上 篇

中 篇

下 篇

附 模拟试卷及参考答案

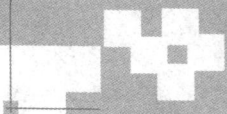

上　篇

第一章 ▮▶ 绪 论

★★★掌握明清时期吴又可、叶天士、薛生白、吴鞠通、
    王孟英等代表性温病学家在温病学方面的主要
    贡献
★★熟悉温病学发展简史
★了解温病学的概念

温病学的概念★

温病学是研究温病发生发展规律及其预防和诊治方法的一门学科。主要是阐明温病的病因、发病、病理变化、诊断方法及其预防和治疗措施。温病学理论不仅对外感温热病的诊治具有重要的临床指导意义，同时又是中医内、外、妇、儿各科临床辨证论治的理论基础。

温病学形成与发展的 4 个阶段★★

1. 萌芽阶段（战国至晋唐时期）——提出了温病病名，在概念上将温病隶属于伤寒范畴，对温病的论述散见而无专著。

2. 成长阶段（宋金元时期）——更加关注温病与伤寒的区别，在临床实践中发现采用伤寒的治法方药治疗温病的弊端，逐步从理论、治法、方药等方面进行变革，创立新说，推进温病从伤寒体系中的分化进程。

3. 形成阶段（明清时期）——众多的医家在总结、继承前人有关温病的理论和经验的基础上，结合各自的实践体会，对温病学的多个领域进行了开拓性的深入研究，形成了大量的温病学专著，在温病的病因、发病、辨证、诊断方法，以及治法方药诸方面不断丰富和发展，形成了较为完整的温病学理论体系，使之成为一门独立的学科。

4. 近现代研究与发展——温病学有了新的发展。温病学随着中医事业的发展而不断取得新的成就。

明清时期代表性温病学家对温病学的主要贡献★★★

1. 吴又可

明代医家，著第一部温疫学专著——《温疫论》。

病因：杂气 ┌ 杂气非风、非寒、非暑、非湿，其致病甚
　　　　　│　　　　者称"疠气"
　　　　　┤ 为病颇重，众人触之即病
　　　　　│ 致病具特异性："人病而禽兽不病"，"各随
　　　　　└　　　其气而为诸病"，"专入某脏腑经络"

病机：邪自口鼻而入。始客于膜原，邪溃则有九种传变，
　　　大凡不出表里之间

治疗：强调逐邪，创疏利透达之法

2. 叶天士

清代著名温病学家，名桂，号香岩。被称为"温热大师"。代表作为《温热论》。

阐明了温病的发生发展规律——新感温病病因是温邪，
　　　感邪途径从口鼻而入，首犯部位为手太阴肺，其传
　　　变有逆传和顺传两种形式

创立了温病卫气营血辨证纲领——阐明温病病机变化及
　　　其辨证论治规律

发展丰富了温病的诊断方法——舌诊、验齿、辨斑疹白痦

3. 薛生白

清代著名温病学家，名雪，号一瓢，代表作是《湿热病篇》。

系统阐述了湿热病特点——对湿热病的病因、病机、辨
证论治做了较全面、系统的
论述

详细辨析湿热病证治——尤其是对湿热之邪在上、中、
下三焦的辨证、治疗和具体方
药进行了条分缕析的论述，进
一步充实和丰富了温病学内容

4. 吴鞠通

清代著名温病学家，名瑭，代表作是《温病条辨》。

创立三焦辨证理论——通过三焦所属脏腑的病理变化和
证候表现，揭示温病发展过程中
的不同阶段和病情浅深轻重

完善了温病辨治体系——以《临证指南医案》中有关温
病的验案为依据，历取诸贤精
妙，考之《黄帝内经》，参以
心得，形成了以卫气营血、三
焦为核心的温病辨证论治体系

丰富了温病治法——总结出了一整套温病治疗方法和有
效方剂，使温病的辨证与治疗臻于
规范、完善

5. 王孟英

清代著名温病学家，名士雄，代表作是《温热经纬》。

系统构织温病学体系——对 19 世纪 60 年代以前的温病
　　　　　　　　　　　　学理论和证治做了较全面的整
　　　　　　　　　　　　理，促进了温病学的进一步成
　　　　　　　　　　　　熟和发展
认识深刻，见解独到——如阐发新感伏邪之异，辨明暑
　　　　　　　　　　　　邪性质特点，完善霍乱理法方
　　　　　　　　　　　　药等

难点提示

关于伤寒学派与温病学派之争

伤寒学派的基本观点是：伤寒是包括温病在内的一切外感热病的总称，《伤寒论》已经具备了温病证治的完整内容，温病不应另立门户，自成体系。其代表人物为陆九芝，推崇者有恽铁樵、陆渊雷等。温病学派的基本观点则强调温病与伤寒为外感热病的两大类别，其病因病机截然不同，概念不容混淆，治疗必须严格区分。尽管《伤寒论》中有关于温病的内容，但毕竟"详于寒，略于温"，因此主张温病必须脱离伤寒范围，另立新论以"羽翼伤寒"。可见伤寒学派与温病学派争论的焦点是：伤寒与温病的性质，狭义伤寒与广义伤寒，经方与时方。其实《伤寒论》是温病学形成的重要基础，温病学则是《伤寒论》的发展与补充。既不能认为继《伤寒论》之后又产生了温病学是多此一举，也不能认为有了温病学就可以替代《伤寒论》。温病学与《伤寒论》在学术上是继承与发展的关系。

第二章 ▸ 温病的概念

★★★掌握温病的特点

★★熟悉温病概念的涵义

★了解温病的范围、分类和命名原则

📖 重点提示

温病的概念 ★★

温病是感受温邪引起的，以发热为主症，多具有热象偏重、易化燥伤阴等特点的一类急性外感热病。

温病的特点 ★★★

1. 有特异的致病因素——温邪。温邪从外侵入，性质属热，多有特定的侵犯途径和病变部位。

2. 多具有一定的传染性、流行性、季节性、地域性。

3. 病程发展具有一定的规律性。温病发展过程的病理变化主要表现为人体卫气营血与三焦所属脏腑的功能失调和实质损害。

4. 临床表现具有特殊性。温病大多起病急，传变快；以发热为主症，热象偏重；易化燥伤阴；易内陷生变。

温病的中医病种范围 ★

温病是外感热病中性质属热的一大类别。在外感热病之中除了风寒性质以外的疾病几乎都属于其范围。包括风温、春温、暑温、湿温、秋燥、伏暑、大头瘟、烂喉痧、疫疹、温热疫、暑热疫、湿热疫等。

温病分类的依据 ★

1. 根据病因和证候性质分类 温热类温病，如风温、春温、暑温、秋燥、大头瘟、烂喉痧等；湿热类温病，如湿温、暑湿、伏暑、湿热疫等。

2. 根据发病初起的证候特点分类　新感温病，如风温、秋燥、冬温等；伏邪温病，如春温、伏暑等。

温病命名的依据★

1. 发病季节——春温、冬温。

2. 时令主气——风温、暑温、湿温。

3. 发病季节结合季节主气——秋燥。

4. 临床表现特点——大头瘟、烂喉痧、伏暑。

温病与伤寒★

1. 伤寒的概念
　　广义伤寒——一切外感热病的总称
　　　　中风、伤寒——风寒性质
　　　　湿温、热病、温病——温热性质
　　狭义伤寒——风寒性质的外感病

2. 温病与伤寒的关系——温病可隶属于广义伤寒而有别于狭义伤寒。

温病与温疫★

1. 温疫——是指温热性质的一类疫病，是温病中具有强烈传染性和流行性的一类疾病。

2. 温疫与温病的关系——温病是一切温热性质外感热病的总称，它既包括了具有强烈传染性和流行性的一类温病，也包括了传染性、流行性小及少数不传染的温病，因此，温疫属于温病范围。

温病与温毒★

1. 温毒的含义 ｛温病中具有独特表现的一类疾病，即温毒疾患，是疾病名称
温病中的一种致病因素，即温热毒邪，是指病因

2. 温毒作为病名的含义——温毒是指因感受温热毒邪引起的一类具有独特表现的急性外感热病。它除了具有一般急性温热疾病的症状表现外，还具有局部红肿热痛甚则溃烂，或肌肤密布斑疹等特征。

3. 温病与温毒的关系——温病是温热性质外感热病的总称，温毒作为温病中具有肿毒或发斑表现的一类特殊病种，属于温病的范围。

难点提示

温病与西医病名的关系

大部分以发热为特点的感染性疾病属于温病的范畴，但温病不能等同于感染性疾病。

多种急性传染病——病毒性疾病，如流行性乙型脑炎、登革热及登革出血热、肾病综合征出血热等；细菌性疾病，如流行性脑脊髓膜炎、伤寒、副伤寒、沙门菌属感染等；立克次体病，如流行性斑疹伤寒等；螺旋体病，如钩端螺旋体病等；原虫病，如疟疾等

具有温病特点的某些急性感染性疾病——如大叶肺炎、支气管肺炎、化脓性扁桃体炎、败血症等

少数非感染性的急性发热性疾病——如热射病、亚急性变应性败血症、小儿夏季热、急性白血病等

2. 温热类温病和湿热类温病比较（表 2 - 1）

表 2 - 1　温热类温病和湿热类温病比较

	温热类温病	湿热类温病
病邪性质	纯热无湿（如风热、暑热、燥热）	湿热相兼（如湿热、暑湿等）
发病部位	多为肺卫，亦可发于阳明气分或营血分	多为脾胃，亦可发于少阳
起病、传变及病程特点	起病较急，传变较快，病程一般不长	起病较缓，传变较慢，病程较长，缠绵难解

续表

	温热类温病	湿热类温病
证候特点	热象显著，易出现化燥伤阴征象。初起多见肺卫表证或里热亢盛证；继之易见肺胃气分证，以及热入营分、热闭心包、热盛动风、热盛动血等热入营血的里热证候；后期则多见阴液耗伤，出现腑胃阴伤，甚至肝肾真阴亏损证	初起发热及伤阴表现均不明显，而阳气被遏征象较著，多表现为湿重热轻，见上、中焦卫气同病之证；继之则留恋气分，困阻脾胃，弥漫三焦，以中焦为病变重心，出现湿热并重或热重于湿之证；后期既可化燥伤阴，出现腑实、营血分证，亦可因湿盛伤阳，出现湿胜阳微证
治疗特点	以清热救阴为大法，宜用辛凉、辛寒、苦寒、甘寒、咸寒等方药	以化湿清热为大法，宜用芳香、苦温、苦寒、淡渗等方药
代表病种	风温、春温、暑温、秋燥、大头瘟、烂喉痧等	湿温、暑湿、伏暑等

第三章 ▶ 温病病因与发病

★★★掌握各种温邪的致病特点
★★熟悉温病发病类型
★了解温病病因的共同特性和温病的发病因素

重点提示

温邪致病的共同特性 ★

1. 从外感受——各种温邪都是通过口鼻或皮毛从外侵入人体，引发疾病。

2. 性质属热——温邪致病后会出现发热及相关的热象。

3. 致病迅速——温邪引发的温病大多起病急，传变快，病程较短。

4. 季节相关——温邪的形成有明显的季节性，故致病与季节气候密切相关，所以又把温邪称为时邪或时令温邪。

5. 互相转化——温邪在一定的条件下可以互相转化，如湿郁化热、燥热化火等。

6. 病位有别——不同温邪侵入人体后好犯的部位也不相同。如风热好犯肺卫、湿热易困脾胃等。

风热病邪的致病特点 ★★★

1. 多从口鼻而入，首先犯肺。

2. 传变迅速，易逆传心包。

3. 易化燥伤阴。

暑热病邪的致病特点 ★★★

1. 伤人急速，先犯阳明气分。

2. 暑性酷烈，易耗气伤津。

3. 易直中厥阴，闭窍动风。

4. 易于兼夹湿邪。

湿热病邪的致病特点 ★★★

1. 病变以中焦脾胃为主。

2. 易困遏清阳，阻滞气机。

3. 传变较慢，病势缠绵。

燥热病邪的致病特点 ★★★

1. 病变以肺为主。

2. 易致津液干燥。

温热病邪的致病特点 ★★★

1. 邪气内伏，热自里发。

2. 里热内迫特性。

3. 易耗伤阴液。

温毒病邪的致病特点 ★★★

1. 具火热之性。

2. 攻窜流走。

3. 蕴结壅滞。

疠气的致病特点 ★★★

1. 致病力强。

2. 传染性强。

3. 有特异的病变病位。

温病的发病因素及感邪途径 ★

1. 温病的发病因素　人体正气、自然因素、社会因素。

2. 温病的感邪途径　邪从皮毛而入；邪从口鼻而入。

温病的发病类型★★

1. 新感温病　指感受当令之邪后即时而发，病发于表的一类温病。

2. 伏邪温病　指感邪后未即时发病，邪气伏藏，逾时而发，病发于里的一类温病。

难点提示

1. 温病病因的实质及其意义　温病学对温病病因的认识，是通过"审证求因"的方法实现的。病邪作用于人体而产生疾病，以证候的形式反映出来，外在的证候是致病因素与内在脏腑气血相互作用所发生的综合表现。因此，通过对证候的辨别可以探求出致病原因，乃至病机的本质，就是"审证求因"的认识方法。

2. "伏寒化温"与温热病邪　历代医家根据《素问·生气通天论》"冬伤于寒，春必病温"的论述，认为冬感寒邪，当时未发病，至春则内伏之寒邪化热，从内而发为温病。因其致病有初起即见里热证的特性，所以历来视其为伏气温病。这种"伏寒化温"而形成的致病因素实质也就是春季的一种温邪，因其不兼具风、暑、湿、燥等病邪的性质，而以温热性质为著，故又称之为温热病邪。感受温热病邪引起的温病称为春温。

3. 新感温病与伏邪温病的比较（表3-1）

表3-1　新感温病与伏邪温病

	新 感 温 病	伏 邪 温 病
成因	感邪后立即发病	感邪后邪气伏藏，逾时而发
病机传变	初起时病邪多在表，或从表解，或自表入里，由浅至深传变	伏邪自里而发，或由里外达，或进一步内陷深入。若伏邪不能外达，或邪透不尽，则病难速愈
证候特点	初起多出现表证，一般无里热证。少数新感温病初起也可见里热证，但其证候特点与时令之邪的致病特点相符	初起即现里热证，或见气分里热证，或见营分里热证。如无外感引发，则无表证；如由外邪引发，则表现为表里同病
病势	一般病情较轻，病程较短，预后较好	一般病情较重，病程较长，预后较差
治疗	初起多以解表透邪为主	初起以直清里热为主
病种	风温、暑温、湿温、秋燥、大头瘟、烂喉痧等	春温、伏暑等

4. 暑邪与湿邪的关系　古人对暑邪与湿邪的关系，大体有两种意见：一是以王孟英为代表的，认为"暑易夹湿"，暑热并非必然要兼湿，提出暑性属热，是火热之气。一是以叶天士、吴鞠通等为代表的，认为"暑必夹湿"。实际临床中，暑邪是否兼湿，还应该结合临床症状分析，暑邪致病既可以夹湿，也可以不兼夹湿邪，不兼夹湿邪的为暑热病邪，夹湿者为暑湿病邪。由暑热病邪引起的温病主要是暑温，由暑湿病邪引起的温病有伏暑、暑湿等。

第四章 ▸ 温病的辨证

★★★ 掌握温病卫气营血和上中下三焦各证候的病理特
      点和证候特点
★★ 熟悉温病卫气营血辨证理论与三焦辨证理论的区别
      和联系
★ 了解温病辨证理论的临床意义

📖 **重点提示**

温病辨证理论的临床意义 ★

1. 分析温病病机变化的理论基础。
2. 辨别温病不同证候类型的纲领。
3. 识别温病病位层次传变的准则。
4. 确立温病治则治法的主要依据。

卫分证的证候与病理 ★★★

基本病理——邪郁卫表，肺卫失和。

主要证候——发热，微恶风寒，头痛，无汗或少汗，或
　　　　　　咳嗽，口微渴，舌苔薄白，舌边尖红，脉
　　　　　　浮数等。

辨证要点——发热，微恶风寒，口微渴。

气分证的证候与病理 ★★★

基本病理——邪正剧争，热炽阴伤。

主要证候——壮热，不恶寒，汗多，渴喜饮凉，尿赤，
　　　　　　舌质红，苔黄，脉数有力等。

辨证要点——但发热，不恶寒，口渴，苔黄。

营分证的证候与病理 ★★★

基本病理——营热阴伤，扰神窜络。

主要证候——身热夜甚，口干，反不甚渴饮，心烦不寐，
　　　　　　时有谵语，斑点隐隐，舌质红绛，脉细

数等。

辨证要点——身热夜甚，心烦谵语，或斑点隐隐，舌质
红绛。

血分证的证候与病理 ★★★

基本病理——动血耗血，瘀热内阻。

主要证候——身热灼手，躁扰不安，甚或神昏谵狂，吐
血、衄血、便血、尿血，斑点密布，舌质
深绛。

辨证要点——急性多部位、多窍道出血，斑疹密布及舌
质深绛。

邪在上焦的证候与病理 ★★★

1. 邪袭肺卫

基本病理——卫受邪郁，肺气失宣。

主要证候——发热，微恶风寒，咳嗽，头痛，口微渴，
舌边尖红赤，舌苔薄白欠润，脉浮数等。

辨证要点——发热，微恶风寒，咳嗽。

2. 肺热壅盛

基本病理——邪热壅肺，肺气闭阻。

主要证候——身热，汗出，咳喘气促，口渴，苔黄，脉
数等。

辨证要点——身热，咳喘，苔黄。

3. 湿热阻肺

基本病理——湿热阻肺，肺失肃降。

主要证候——恶寒，身热不扬，胸闷，咳嗽，咽痛，苔

白腻，脉濡缓等。

辨证要点——身热不扬，胸闷，咳嗽，苔白腻。

4. 邪陷心包

基本病理——邪热内陷，机窍阻闭。

主要证候——身灼热，神昏，肢厥，舌蹇，舌绛等。

辨证要点——神昏，肢厥，舌绛。

5. 湿蒙心包

基本病理——湿热酿痰，蒙蔽心包。

主要证候——身热，神识昏蒙，似清似昧或时清时昧，
间有谵语，舌苔垢腻，脉濡滑数等。

辨证要点——神志时清时昧，舌苔腻。

邪在中焦的证候与病理★★★

1. 阳明热炽

基本病理——胃经热炽津伤。

主要证候——壮热，大汗出，心烦，面赤，口渴引饮，
脉洪大而数等。

辨证要点——壮热，汗多，渴饮，苔黄燥，脉洪大。

2. 阳明热结

基本病理——肠道热结，传导失司。

主要证候——日晡潮热，或有谵语，大便秘结，或热结
旁流，腹部硬满疼痛，舌苔黄黑而燥，脉
沉实有力等。

辨证要点——潮热，便秘，苔黄黑而燥，脉沉实有力。

3. 湿热中阻

基本病理——湿热困阻脾胃，升降失司。

主要证候——身热不扬，或高热持续不为汗衰，或烦躁，胸脘痞满，泛恶欲呕，舌苔白腻，或白厚，或黄腻等。

辨证要点——身热，脘痞，呕恶，苔腻。

4. 湿热积滞，搏结肠腑

基本病理——湿热积滞搏结肠腑。

主要证候——身热，烦躁，胸脘痞满，腹痛，大便溏垢如败酱，便下不爽，舌赤，苔黄腻或黄浊，脉滑数等。

辨证要点——身热，腹痛，大便溏垢，苔黄腻或黄浊。

邪在下焦的证候与病理★★★

1. 肾精耗损

基本病理——邪热久羁，耗损肾阴。

主要证候——低热，神惫委顿，消瘦无力，口燥咽干，耳聋，手足心热甚于手足背，舌绛不鲜干枯而萎，脉虚。

辨证要点——手足心热甚于手足背，口干咽燥，舌绛不鲜干枯而萎，脉虚。

2. 虚风内动

基本病理——水不涵木，虚风内动。

主要证候——神倦肢厥，耳聋，五心烦热，心中憺憺大动，手指蠕动，甚或瘛疭，舌干绛而萎，脉虚弱等。

辨证要点——手指蠕动，或瘛疭，舌干绛而萎，脉虚。

卫气营血辨证与三焦辨证的联系 ★★

1. 生理方面的联系 三焦所属脏腑离不开卫气营血，卫气营血也离不开三焦的脏腑部位。

2. 病理方面的联系 卫气营血和三焦脏腑之间的病机变化互相影响，卫气营血辨证虽然主要反映卫气营血的功能失常和实质损害，但往往与脏腑功能失常及损害有一定联系；而三焦辨证虽然重点揭示脏腑功能失调和实质损害，但在一定程度上也会反映出人体卫气营血的病机变化，二者关系密切。

3. 证候上的联系 如上焦手太阴肺卫表证可归属于卫分证，上焦热壅于肺证属气分证范畴，而上焦热入心包证则属营分证范畴；中焦足阳明胃、手阳明大肠、足太阴脾的病证及上焦湿蒙心包证均属气分证范畴。

卫气营血辨证与三焦辨证的区别 ★★

1. 辨识重点 卫气营血辨证以人体卫气营血的生理功能失常和实质损害为主，侧重于病变层次和范围；三焦辨证以脏腑功能失常和实质损害为主，侧重于具体的脏腑部位。

2. 病理变化 卫气营血辨证着眼于邪实的一面，基本没有论及温病后期虚证病变；三焦辨证不仅阐述了温病初期、中期和极期的病变，其下焦肝肾阴伤、虚风内动证补充了卫气营血辨证论治的不足。

3. 证候表现 上焦手太阴肺卫之病相当于邪在卫分，但上焦病变中邪热壅肺而无表证者，则属于气分证范围。

邪陷上焦厥阴心包的病变，可属于营分证范围，但其病机变化与营分证不完全相同：前者主要是邪热内陷，包络机窍阻闭，心神逼乱；后者则是营热阴伤，心神受扰。气分病变不仅限于中焦阳明胃肠及足太阴脾，只要温邪不在卫表，又未深入营血，皆可属于气分证范围。足少阴肾、足厥阴肝等下焦病变，则与动血耗血、瘀热互结的血分病变有明显的区别，前者是热伤肝肾真阴、精血，其证属虚，后者病变以热盛迫血为主，病变不限于下焦，其证属实或属虚实相杂之候。

难点提示

1. 卫气营血证候的相互关系

病位浅深：卫分证属表证，但有内在脏腑的病理基础；气分证较卫分证病位深一层；营血分证则病位更深。

病理变化程度：卫分证与气分证是以脏腑的功能失调为主，而营血分证则是以脏腑的实质损害为主。

病情轻重：卫分证病位最浅，邪在表，持续时间也短，病情最轻；气分证病邪已入里，病位深一层，病情较卫分证为重，此时正盛邪实，邪正剧争，若治疗及时，每可祛邪外出，使疾病好转痊愈；营分证和血分证，病位深，不仅营血耗伤，且心神受到影响，病情较危重。一般血分证的病情最为深重。

2. 三焦证候的相互关系

病位浅深：上焦手太阴肺的病变多为温病的初期阶段；中焦阳明胃的病变多为病程的中期或极期阶段；下焦足少阴

肾及足厥阴肝的病变多为病程的后期阶段。

病情轻重：上焦手太阴肺的病变病情较轻浅；中焦阳明胃的病变病情较重；下焦足少阴肾及足厥阴肝的病变则病情严重。

3. 卫气营血辨证与三焦辨证的相辅应用

卫气营血辨证和三焦辨证理论不能相互取代。因为上中下三焦不能没有卫气营血的分辨，卫气营血也不能离开上中下三焦的脏腑定位。临床只有将二者有机结合，灵活运用，才能全面准确地指导温病的辨证论治。

卫气营血辨证与三焦辨证，经纬相依，相辅而行。由于温病的病变部位，一般不超越卫气营血辨证所揭示的病变层次和范围，所以临床多先以卫气营血辨证确定病变浅深层次及其发展趋势，再用三焦辨证确定病变的具体脏腑部位。如根据发热、口渴、苔黄先确定病变层次在气分，然后再根据特异证候确定脏腑定位。也可以根据情况先确定脏腑部位，然后再区分卫气营血层次，如温病临床中见有咳嗽，可先确定病变部位在肺，然后根据有无表证及舌象，辨证是属于气分证还是属卫分证；若肺热盛极入血伤及肺络，引起咯血者，则又属血分证范围。

4. 逆传心包、内闭外脱、化源欲绝的含义

逆传心包：温病初期，肺卫之邪不解，不经阳明气分阶段，直接内陷心包，闭阻机窍。临床见有短暂的恶寒发热后，迅速出现神昏谵语、舌蹇肢厥等表现。

内闭外脱：即由邪热内闭心包发展到正气外脱。心包邪热亢盛，津液耗竭，不能与阳气维系，或邪热闭阻，消耗心气，均能导致阴阳离决而出现脱证，病情重险。

化源欲绝：是指肺不主气，生气之源衰竭的病理变化。临床表现为喘促鼻扇，汗出如涌，脉搏散乱，甚则咳唾粉红血水，面色反黑，烦躁欲绝等。此为肺受邪乘，生气之源告困，清气难入，浊气难出，组织失养，脏腑衰竭的危象。

第五章 ▶ 温病的常用诊法

★★★ 掌握温病辨舌的方法；掌握温病过程中辨发热、
汗出异常、神志异常、痉证、厥脱等症状的临床
意义
★★ 熟悉辨斑疹、白痦的方法
★ 了解辨温病其他常见症状的临床意义

📖 **重点提示**

辨舌的临床意义 ★

1. 辨舌苔——温病舌苔的变化主要反映卫分和气分的病变。

2. 辨舌质——舌为心之苗，心主血属营，故通过对舌质的色泽、形态等方面进行观察，可以辨别热入营血的病候。

3. 辨舌态——舌体形态的变化可以反映病情的进退变化和邪正的虚实状况。

辨白苔 ★★★

1. 苔薄白欠润，舌边尖略红——温邪初袭，客于肺卫。

2. 苔薄白而干，舌边尖红——温邪未解，肺津已伤。

3. 苔薄白而腻——湿热病邪初犯，郁遏卫气分。

4. 苔白厚而腻——湿阻气分，浊邪上泛。

5. 苔白厚而干燥——脾湿未化，胃津已伤；或胃燥气伤，气不化液。

6. 苔白腻而舌质红绛——湿遏热伏；或营分邪热为气分湿邪所阻。

7. 苔白厚如积粉而舌质紫绛——湿热秽浊极甚，郁闭膜原的征象。

8. 白碱苔——温病兼有胃中宿滞，夹秽浊郁伏。

9. 白砂苔——邪热迅速化燥入胃，苔未及转黄而津液被劫。

10. 白霉苔——秽浊之气上泛，胃气衰败。

辨黄苔★★★

1. 黄白相间苔——邪热已入气分，但表邪尚未尽解；或邪热入于少阳。

2. 苔薄黄不燥——邪热初入气分，里热不盛而津伤不甚。

3. 苔薄黄而燥——气分热盛，津液已伤。

4. 苔老黄，焦燥起刺，或中有裂纹——热结肠腑。

5. 苔黄腻或黄浊——湿热内蕴。

辨灰、黑苔★★★

1. 苔灰、黑厚而焦燥起刺，质地干涩苍老——热结肠腑，阴液耗损。

2. 苔薄黑焦燥，舌质绛而不鲜，舌体枯萎——邪热深入下焦，耗竭真阴。

3. 苔干黑，舌质淡白无华——气血亏虚，气随血脱。

4. 苔灰黑黏腻——温病兼夹痰湿内阻。

5. 苔灰黑滑润——湿温病后期湿胜阳微，寒湿证之象。

辨红舌★★★

1. 舌红赤而苔黄燥——气分邪热炽盛，津液受伤。

2. 舌光红柔嫩——邪热初退而肺胃津液未复。

3. 舌尖红赤起刺——心营之热初起或心火上炎。

4. 舌红中有裂纹如人字形，或舌红中生有红点——心营热毒炽盛。

5. 舌淡红无津，色不荣润——心脾气血不足，气阴两虚。

辨绛舌 ★★★

1. 纯绛鲜泽——热入心包之征象。

2. 绛而干燥——邪热入营，营阴受损。

3. 绛而有黄白苔——邪热初入营分，气分之邪未尽。

4. 舌绛上罩黏腻苔垢——热在营血而兼有痰湿秽浊之气。

5. 绛舌光亮如镜（镜面舌）——胃阴衰亡之征象。

6. 舌绛不鲜，干枯而萎——肾阴欲竭之象。

辨紫舌 ★★★

1. 杨梅舌——血分热毒极盛。

2. 猪肝舌——肝肾阴竭，预后多不良。

3. 舌紫而瘀黯，扪之潮湿——温病兼夹瘀血。

4. 舌淡紫青滑——阴寒内盛，血络瘀滞。

验齿 ★

1. 牙齿润燥

光燥如石——胃热津伤，肾阴未竭，病情尚不甚重之征
　　　　　象。亦可见于温病初起。

燥如枯骨——肾阴枯竭，不能上承于齿的征象，多属预
　　　　　后不良。

齿燥色黑——邪热深入下焦，肝肾阴伤，虚风渐动之
　　　　　征象。

2. 齿缝流血

兼齿龈肿痛——多由胃火冲激而致，其证属实。

齿龈不肿痛——多由肾火上炎所致，其证属虚，预后较差。

辨斑疹★★

1. 审视形态

顺证——斑疹松浮洋溢，如洒于皮面者，为邪毒外泄之
　　　　象，预后大多良好。

逆证——斑疹紧束有根，从皮面钻出，如履透针，如矢
　　　　贯者，为热毒深伏、锢结难出之象，预后大多
　　　　不良。

2. 观察色泽

红活荣润——邪热壅滞不甚，血行较畅，正气尚盛，邪
　　　　　　热有外透之机。

色艳红如胭脂——血热炽盛。

色紫赤如鸡冠花——营血热毒深重。

色黑——火毒极盛

- 色黑而光亮——热毒虽亢盛，但气血尚充，治疗得法，尚可救治
- 色黑而隐隐，四旁赤色——火郁内伏，但气血尚活，用大剂清凉透发，也有转为红色而成可救者
- 色黑而晦暗——元气衰败而热毒锢结之象，救治较难，预后甚差

3. 注意分布

斑疹分布稀疏均匀——热毒轻浅，预后良好。

斑疹分布稠密，甚至融合成片——热毒深重，预后不佳。

4. 结合兼症

斑疹透发，热势下降，神情清爽——邪热外达，外解里和之象，预后较好。

斑疹发出，热势不减或反升，或斑疹甫出即隐，病势反而加重，伴见神志昏愦、肢厥、脉伏——正不胜邪，毒火内闭的凶兆，其证属逆，预后多不良。

5. 重视变化

色泽变化——斑疹色泽由红变紫，甚至变为紫黑，提示热毒逐渐加重，病情转重，反之则为病情渐轻之象。

形态变化——形态由松浮而变得紧束有根，为热毒渐深，毒火郁闭之兆，病情属逆，反之则为热毒外达之象。

分布变化——分布由稀疏而转为融合成片，为热毒转盛之象；如甫出即隐，则为正不胜邪、热毒内陷之兆。

辨白㾦 ★★

1. 形态

白㾦为皮肤上出现的一种细小白色疱疹，形如粟米，色如珍珠，突出于皮肤，一般内含有透明浆液，外观晶莹。在消退时可有细小的皮屑脱落。

2. 病机

湿热留恋气分，胶结难解，郁蒸肌肤。

3. 诊断意义

辨病证性质：是诊断湿热之邪在气分的重要依据。

辨津气盛衰：水晶㾦——白㾦晶莹饱绽，颗粒清楚明亮，透发后热势递减，神情清爽——津气充足，正能胜邪，邪气外达。

枯痦——痦出空壳无浆，如枯骨之色，透发后身热不退，神志昏迷——津气衰竭，正不胜邪，邪气内陷。

4. 治法

清热祛湿，宣畅气机。

辨发热★★★

1. 发热恶寒

发热的同时伴有恶寒。为温病初起，卫外功能失调之卫表证；或外寒诱发伏邪，出现里热外发，寒邪外袭之"客寒包火"证；暑热内炽阳明，里热蒸迫津液外出，汗大出，气随汗泄而致腠理疏松时，亦可在壮热的同时有背微恶寒。

2. 寒热往来

恶寒与发热交替出现，定时或不定时发作。热在半表半里，少阳枢机不利。

3. 壮热

热势炽盛，通体皆热，不恶寒但恶热。邪入气分，邪正剧争，邪热蒸腾于内外，里热蒸迫。

4. 日晡潮热

日晡即申、酉时，相当于午后 3～5 时，日晡潮热指发热于下午 3～5 时为甚。为热结肠腑，阳明热结。

5. 身热不扬

身热稽留而热象表现不显著，即自觉热势不盛，而持续难退，初扪体表不觉很热，但扪之稍久则觉灼手。多见于湿温病之初期，湿重于热，热为湿遏所致。

6. 发热夜甚

发热入夜后热势更甚，昼轻夜重，身热少汗。见于热入营血分之证。

7. 夜热早凉

入夜发热，天明则热退身凉，但热退无汗。为温病后期余邪留于阴分之征象。

8. 低热

热势低微，持续难退，手足心热甚于手足背。为温病后期阴伤虚热之征象。

辨汗出异常 ★★★

1. 无汗

皮肤无明显汗液，皮肤干涩不润。见于温病初起，为邪在卫分，邪郁肌表，腠理闭塞所致；见于温病极期，则属邪在营血，劫烁营阴，津液不足，无作汗之源之象。

2. 时有汗出

汗随热势起伏而时出，一般表现为热盛而汗出，汗出热减，继而复热。属湿热郁蒸之象。

3. 大汗

全身大量汗出。大汗而伴有壮热、大渴、脉洪大者，为阳明气分热炽，蒸腾内外，迫津外泄；骤然大汗，淋漓不止，并见气短神疲，甚则喘喝欲脱，唇干齿燥，舌红少津，脉散大者，为津气外脱；突然冷汗淋漓不止，并见肤冷肢厥，面色苍白或青惨，神气衰竭，语声低微或倦卧不语，舌淡无华，脉微欲绝，属气脱亡阳。

4. 战汗

热势壮盛日久的患者突然先出现全身战栗，继之全身大汗淋漓，汗出后热势骤降。为邪气久在气分流连，邪正相持，正气奋起鼓邪外出之征象。

辨神志异常 ★★★

1. 烦躁不安

心中烦乱，并可有身体及手足躁扰，但神志尚清。热在气分和营分均可出现烦躁，尤以热入营血分更为多见，常是昏谵的前兆；温病后期，肾阴亏虚，心火炽盛，亦可见心烦不寐。

2. 神昏谵语

神昏指神志不清，或意识丧失，谵语指语无伦次或胡言乱语。二者每同时出现，称为昏谵。见神昏谵语、身热肢厥、舌蹇、舌纯绛鲜泽等症，属邪热闭于心包之征象；伴见语声重浊、潮热、腹满硬痛、便秘或热结旁流、舌苔黄燥焦厚等症，为胃热乘心；伴见身热夜甚、口干反不甚渴饮、舌绛无苔、脉细数等症，为营热扰心；见神昏谵语，如狂发狂，伴见身灼热、斑疹显露、多部位多窍道出血、舌深绛等症，属血热扰心。

3. 昏愦不语

意识完全丧失，昏迷不语，呼之不应，甚至对外界各种刺激全无反应，是神志异常中昏迷程度最深者。属热闭心包，或邪热夹痰闭阻心包，或瘀热闭阻心包，或内闭外脱。

4. 神志昏蒙

表情淡漠，神呆寡言，意识模糊，呈朦胧状态，神志时清时昧，似醒似寐，时有谵语，甚时可见嗜睡如昏，但呼之能应。多为气分湿热蒸酿痰浊而蒙蔽心包，扰及心神所致。

5. 神志如狂

神志昏乱，躁扰不安，妄为如狂。伴见少腹硬满疼痛、大便色黑、舌质紫黯等症，为下焦蓄血，瘀热扰心；若女子月经期感受温邪，热入胞宫，与血相搏，出现血室血瘀，症见神志如狂、喜忘等，为热入血室。

6. 神识呆钝

神情淡漠，反应迟钝。伴见身热不扬、脘痞胸闷、呕恶不饥、苔腻脉濡者，为湿热之邪，上蒙清窍；伴见言语不利，或默默不语，甚至痴呆者，为余热与痰瘀互结，阻遏心窍。

辨痉　★★★

1. 实风内动

发作急骤，手足抽搐频繁有力，两目上视，牙关紧闭，颈项强直，甚则角弓反张。为邪热炽盛熏灼筋脉所致。伴见壮热、渴饮、有汗、苔黄燥、脉洪数，为阳明热盛引动肝风；伴见高热、咳喘、汗出者，为肺金邪热亢盛，肝火无所制而致肝风内动，也称金囚木旺；伴见身灼热，发斑疹或吐血、便血，神昏谵语，舌绛，为营血分邪热炽盛引动肝风。

2. 虚风内动

抽搐无力，或仅为手足、手指徐徐蠕动，或口角微微颤动、抽搐，为邪热耗伤肝肾真阴，筋脉失于濡养（水不涵木）。

辨出血　★

1. 广泛性出血

全身性的出血，包括咯血、衄血、吐血、便血、尿血、肌衄、阴道出血等。若血色鲜红，见身热烦渴，甚则昏谵，舌深绛者，为血分热盛，耗血动血之证；若血块较多，其色瘀黯，见舌青紫或有瘀斑，脉涩者，为瘀血阻络之证；出血过多，血溢不止，见肢体厥冷、昏沉不语、舌淡无华、脉微细欲绝等症状，为气随血脱，气不摄血之证。

2. 咯血

血随咳唾而出，为肺出血的表现，为邪热损伤肺络的标志。

3. 便血

血随大便而出，多为邪热损伤肠络所致。

辨厥脱 ★★★

1. 热厥

四肢清冷，但胸腹灼热，伴有烦躁、气息粗大、汗多、尿短赤、便秘等热盛于里的症状，或伴有神昏谵语、喉间痰鸣、牙关紧闭、舌红或绛、苔黄燥、脉沉实或沉伏而数等表现，为热毒炽盛，郁闭于内，气机逆乱，阴阳气不相顺接，阳气不能外达四肢所致，往往具有热深厥甚的特点。

2. 阴竭（亡阴）

阴竭（亡阴）主要表现为身热骤降，汗多气短，肢体尚温，神情疲倦或烦躁不安，口渴，尿少，舌光红少苔，脉散大无力或细数无力，为阴液大伤，阴竭而元气无所依附所致。

3. 阳脱（亡阳）

阳脱（亡阳）主要表现为四肢逆冷，全身冷汗淋漓，面色苍白，神情淡漠或神识朦胧，气息微弱急促，舌淡而润，脉微细欲绝，为阳气衰竭不能内守而外脱。

难点提示

1. 斑与疹的鉴别

形态：斑——点大成片，平摊于皮肤，有触目之形，而无碍手之质，压之色不退，消退后不脱屑；疹——点小呈琐碎小粒，形如粟米，突出于皮肤之上，抚之碍手，压之而色退，消退后多脱屑。

成因：斑——阳明热炽，内迫营血，血从肌肉外渍所致，其病位主要在胃；疹——邪热郁肺，内窜营分，血从肌肤血络而出所致，其病位主要在肺。

治法：斑——清胃泄热，凉血化斑；疹——宣肺达邪，清营透疹。

2. 斑疹"宜见而不宜见多"的意义

叶天士在分析斑疹的临床意义时提出斑疹"宜见而不宜见多"。温病邪入营血出现斑疹，说明邪热有外达之机，故斑疹"宜见"；但如果斑疹外发数量较多，分布稠密，甚至融合成片，则提示热毒深重，预后不佳，故"不宜见多"。

第六章 ▮▶ 温病的治疗

★★★掌握温病各主要治法的具体运用
★★熟悉温病的治疗原则
★了解温病兼夹证治疗和瘥后调理方法

重点提示

温病卫气营血治则 ★★

1. 在卫汗之可也——邪在卫分主要用"汗"法治疗，"汗"法即解表透邪之法。

2. 到气才可清气——强调清气之法是针对邪入气分之证而用，不可过早或过量使用寒凉药物。

3. 入营犹可透热转气——在清营之剂中配伍轻清宣透之品，如金银花、连翘、竹叶等，使营分邪热能透出气分而解。

4. 入血就恐耗血动血，直须凉血散血——血分证治疗既要清热凉血，又要活血散瘀。

温病三焦治则 ★★

1. 治上焦如羽，非轻不举——治上焦病应"轻"，其含义除了用药应主以质轻透邪之品外，也包含了治疗上焦病证所用药物一般剂量较小、煎煮时间较短等。

2. 治中焦如衡，非平不安——对中焦病证的治疗应注意"平"，体现了对该病证的治疗应以祛除病邪为主，邪去正自安。此外，由于中焦病证每为湿热之邪所致，故治疗时应权衡湿与热之侧重，治湿与治热不可偏于一方，也含有"平"之意。

3. 治下焦如权，非重不沉——对下焦病证的治疗主以"重"，是指所用方药性质沉降重镇，多用介石类药物，且用药量较大、煎煮时间也较长。

泄卫透表法 ★★★

1. 疏风散热——用辛散凉泄之品疏散轻透卫表风热之邪，主治风温初起，风热病邪袭于肺卫之证，代表方银翘散、桑菊饮。

2. 解表清暑——辛温解表之品外散表寒，配合清暑化湿之品内解在里之暑湿，主治暑湿蕴阻于内，寒邪复犯于表，代表方新加香薷饮。

3. 宣表化湿——用芳香宣透之品以疏化肌表湿邪，主治湿温初起，湿热病邪侵于卫表之证，代表方藿朴夏苓汤。

4. 疏表润燥——用辛凉透表和生津清润之品以疏解肺卫燥热之邪，主治秋燥初起，燥热病邪伤于肺卫之证，代表方桑杏汤。

清解气热法 ★★★

1. 轻清宣气——用轻清之品透泄邪热，宣畅气机，主治邪在气分，热郁胸膈，热势不甚而气失宣畅之证，代表方栀子豉汤。

2. 辛寒清气——用辛寒之品大清气分邪热，透热外达，主治邪热炽盛于阳明气分，热势浮盛之证（阳明经证），代表方白虎汤。

3. 清热泻火——苦寒清热泻火解毒之品直清里热，泻火解毒，主治邪热内蕴，郁而化火之证，代表方黄芩汤、黄连解毒汤。

和解表里法 ★★★

1. 清泄少阳——用辛苦芳化之品清泄少阳热邪，兼以化痰和胃，主治热郁少阳，兼有痰湿犯胃之证，代表方蒿芩清胆汤。

2. 分消走泄——用辛开苦泄之品以宣展气机，清化三焦气分痰热或湿热，适用于邪留三焦，气化失司之证，代表方温胆汤加减，或如叶天土所说的杏、朴、苓之类为基本用药。

3. 开达膜原——用辛通苦燥之品疏利透达膜原湿浊之邪，主治湿热秽浊之邪郁伏膜原之证，代表方雷氏宣透膜原法或达原饮。

祛湿清热法 ★★★

1. 宣气化湿——用芳香宣通之品疏通表里气机，透化湿邪，主治湿温病初起，湿中蕴热，郁遏表里气机，湿重于热之证，代表方三仁汤。

2. 燥湿泄热——辛开苦降之品以苦温燥湿，苦寒清热，主治湿渐化热，湿热俱盛，遏伏中焦之证，代表方王氏连朴饮。

3. 分利湿热——用淡渗利湿之品利尿渗湿，使湿热之邪从小便而去，主治湿热流注下焦，膀胱气化不利的证候，代表方茯苓皮汤。

通下逐邪法 ★★★

1. 通腑泄热——用苦寒攻下之品攻逐肠腑实热燥结，主治热入阳明，内结肠腑之阳明腑实证，代表方调胃承气汤、大承气汤。

2. 导滞通便——用苦辛合苦寒之品通导肠腑湿热积滞，主治湿热积滞胶结肠道之证，代表方枳实导滞汤。

3. 增液通下——用甘寒滋润合苦寒通下之品滋养阴液兼以通下，主治阳明热结而阴液亏虚之证，代表方增液承气汤。

4. 通瘀破结——用攻下合活血化瘀之品通泻下焦瘀热互结之邪，主治温病瘀血蓄于下焦之证，代表方桃仁承气汤。

清营凉血法 ★★★

1. 清营泄热——用甘苦寒合轻清凉透之品，清营养阴，清透热邪外达，以祛除营分邪热，主治温病热入营分，营热阴伤之证，代表方清营汤。

2. 凉血散血——用清热凉血和活血化瘀散血之品，以清散血分瘀热，主治温病血分热盛，迫血妄行，热瘀交结之证，代表方犀角地黄汤。

3. 气营（血）两清——用清营法或凉血法与清解气热法相互配用，以双解气营或气血之邪热，主治温病气分与营（血）分同病证候，即气营（血）两燔证，气营两清用加减玉女煎，气血两清用化斑汤、清瘟败毒饮。

开窍醒神法 ★★★

1. 清心开窍——用辛香透络、清心化痰之品清泄心包痰热，促使神志苏醒，也称"凉开"，主治温病痰热内闭心包证，代表方安宫牛黄丸、至宝丹、紫雪丹。

2. 豁痰开窍——用芳香辟秽、化痰清热以宣通窍闭，也称"温开"，主治湿热郁蒸，酿生痰浊，蒙蔽清窍证，代表方菖蒲郁金汤或苏合香丸。

息风止痉法 ★★★

1. 凉肝息风——用甘苦合酸寒之品凉肝解痉，透热养阴，主治温病邪热内炽，引动肝风，风火相煽之热盛动风证，代表方羚角钩藤汤。

2. 滋阴息风——用咸寒合酸甘之品育阴潜阳，滋水涵木，主治温病后期热入下焦，日久真阴亏损，肝木失养，虚风内动之证，代表方三甲复脉汤、大定风珠。

滋阴生津法 ★★★

1. 滋养肺胃——用甘寒清润生津之品以滋养肺胃津液，又称甘寒生津法，主治温病气分邪热渐退，肺胃阴液未复，或肺胃阴伤之证，代表方沙参麦冬汤、益胃汤。

2. 增液润肠——用甘寒合咸寒之品滋润大肠津液以润下通便，又称增水行舟法，主治温病气分邪热渐解，津枯肠燥而便秘者，即所谓"无水舟停"，代表方增液汤。

3. 滋补真阴——用甘寒、咸寒、酸寒及血肉有情之品以填补真阴，壮水制火，又称滋补肝肾法，主治温病后期，温邪久羁，真阴耗损，邪少虚多之证，代表方加减复脉汤。

固脱救逆法 ★★★

1. 益气敛阴——用甘温、甘酸补气敛阴之品，益气生津，敛阴固脱，主治温病气阴大伤而正气欲脱之证，代表方生脉散。

2. 回阳固脱——用甘温、辛热之品峻补阳气，回阳救逆，主治温病过程中阳气暴脱之证，代表方参附汤、参附龙牡汤。

温病兼夹证治疗 ★

1. 兼痰饮

燥湿化痰理气：主治痰阻气滞，可用温胆汤，或主方中加半夏、陈皮、茯苓等。

清热化痰开结：痰热壅肺者，加瓜蒌、川贝、蛤粉、胆南星等；痰热结胸者，可在主治方中加用小陷胸汤等；痰热闭窍者，可在清心开窍剂中加用胆南星、天竺黄、竹沥、石菖蒲、郁金及猴枣散等；痰热阻于肝经者，可在清热息风剂中加用牛黄、天竺黄、竹沥等。

2. 兼食滞

消食和胃：适用于食滞胃脘，症见胸脘痞闷，嗳腐吞酸，恶闻食臭，舌苔厚垢腻，脉滑实。常在主治方中加用消化食滞之品，如神曲、山楂、麦芽、莱菔子、陈皮等，也可加保和丸。

导滞通腑：适用于食滞肠腑，症见腹胀而痛，肠鸣矢气，其气臭秽，大便秘或溏，舌苔厚而浊腻，脉沉涩或滑。常在主治方中加用消食导滞、通导肠腑之品，如枳实、槟榔、大黄、厚朴等，也可用枳实导滞汤。

3. 兼气郁

常在主治方中加用理气解郁、疏肝理脾之品，如香附、郁金、青皮、枳壳、木香、苏梗、佛手、绿萼梅等，也可用四逆散。

4. 兼血瘀

清营血，化宿血：常在清营凉血方中加入活血散瘀之品，药如桃仁、红花、赤芍、丹皮、丹参、紫草、当归尾、延胡索、山楂等。

清血室，化瘀热：常在小柴胡汤中加延胡索、当归尾、桃仁等。

温病瘥后调理方法★

1. 正虚未复

补益气液：治疗温病后期气阴两虚者，代表方如薛氏参麦汤（《湿热病篇》方：西洋参、麦冬、木瓜、石斛、鲜莲子、生谷芽、生甘草）或三才汤。

滋养胃肠：治疗胃肠阴液亏虚者，代表方如益胃汤、增液汤。

补养气血：治疗温病后气血亏虚者，代表方如八珍汤加减或集灵膏。

2. 余邪未尽

清解余热，益气养阴：治疗温病后期余热未净、气阴两伤之证，代表方如竹叶石膏汤。

芳化湿邪，醒胃和中：治疗温病后期湿热余邪未净而胃气未复之证，代表方如薛氏五叶芦根汤。

理气化湿，健脾和中：治疗温病后期余湿阻气，脾气虚弱之证，代表方如参苓白术散加藿香、佩兰、荷叶、砂仁等。

化湿利水，温补肾阳：治疗温病后期阳气虚衰而水湿内停之证，代表方如真武汤。

3. 复证治法

劳复证：气虚劳复治以益气健脾，甘温除热，代表方如补中益气汤；阴虚劳复治以养阴清热，代表方如加减复脉汤；

余热劳复治以清透余热，解郁除烦，代表方如枳实栀子汤。

食复证：治以消食化滞，和胃理气。代表方如香砂枳术丸，病情较重者可用大柴胡汤等。

感复证：治以辛凉解表剂或辛温解表剂。

难点提示

1. 温病治法确立的依据

（1）审查病邪性质：根据引起温病发生的各种病因种类和在病变中形成的各种病邪的性质而确定治法，即"审因论治"。

（2）辨别病机变化：温病在不同的病变阶段和不同病变部位的证候及病机各不相同，针对这些具体证候及相应病机必须拟定相应的具体治法，所以辨别温病的证候及病机，是确定治法的重要依据。

（3）针对特殊症状：在温病的发展过程中会出现一些特殊症状或危重危急症状，如神昏、痉厥、斑疹、虚脱等，针对这些特殊症状也必须分别确立相应的治法，如开窍、息风、化斑、透疹、固脱等，否则这些危重危急症状可直接影响病势的发展，甚至危及生命。

2. 滋阴法在温病治疗中的重要意义

温病的特点是易化燥伤阴，尤其在温病的中期、极期和末期阶段，阴液受伤程度更为严重，而阴液受伤的程度与温病的预后有密切关系，因阴液为维持人体生命活动的精微物质，如阴液耗竭殆尽，生命活动即将停止。伤津轻的，易治，预后较好；伤阴重的，难治，预后较差。所以治疗温病必须时刻顾护阴液以扶正，所谓"留得一分津液，便有一分生机"，说明滋阴法在温病的治疗中有着十分重要的意义。

3. 关于轻法频下、透热转气、开达膜原

轻法频下：指以缓下之剂通导肠腑的湿热积滞，泻下郁热的方法，主治湿热积滞胶结胃肠之证。

透热转气：指邪入营分治以清营泄热法，在清营药中加入轻清之品，使营分热邪透出气分而解。

开达膜原：以化湿疏利之品，如厚朴、草果、槟榔等，宣开透达膜原枢机，以解伏于膜原的湿热秽浊之邪。

第七章 ▮▶ 温病的预防

★ 了解温病预防的重要意义及具有中医药特色的温病预
  防方法

重点提示

温病预防的重要意义★

温病是一类急性外感热病，其发病率高，多数具有程度不等的传染性、流行性，并且可以引起大流行，所以温病的预防具有十分重要的意义。同时温病又是可以预防的，如《素问·刺法论》指出："正气存内，邪不可干，避其毒气。"培固正气与"避其毒气"同时并举，可有效预防温病。

具有中医药特色的温病预防方法★

1. 培固正气，增强体质

和于术数，养生强体；

起居有常，适应环境；

恬惔虚无，不妄劳作；

饮食有节，注意卫生。

2. 及时诊治，控制传播

早期发现；

早期隔离；

早期治疗。

3. 预施药物，防止染病

熏蒸祛邪法：即用药物燃烧烟熏或煮沸蒸熏。此法常用于以呼吸道为传播途径的温病的预防。

滴鼻驱邪法：即用药物滴入鼻腔，或喷入咽部，用于呼吸道传染病的预防。

预施药物法：即用一味或多味中药煎服，或制成丸、散剂内服以预防温病。

难点提示

古代对温病预防的认识

我国古代在认识温病的传染和流行的基础上，进一步认识到温病是可以预防的，提出了许多预防温病的方法和方药。如《素问·刺法论》指出："正气存内，邪不可干，避其毒气。"提出预防温病要培固正气与"避其毒气"同时并举。又《备急千金要方》谓："天地有斯瘴疠，还以天地所生之物防备之。"并把预防温病的方剂列于"伤寒"章之首，提出可以用药物来预防温病，并强调对温病必须把预防放在首位。具体的预防方法有：注意环境和个人卫生，注意防害除害，实施严格隔离，控制疾病传播，采用药物预防温病，预防接种等综合措施，涵盖了西医学之特异性免疫和非特异性免疫的内容。

中 篇

第八章 ▶ 风 温

★★★ 掌握风温的病因病机和传变特点。掌握风温主要
　　　证候的临床表现和治法方药
★★ 熟悉风温的辨治原则
★ 了解风温主要证候的临床加减用药

重点提示

风温的发病及病机演变 ★★★

风热病邪邪

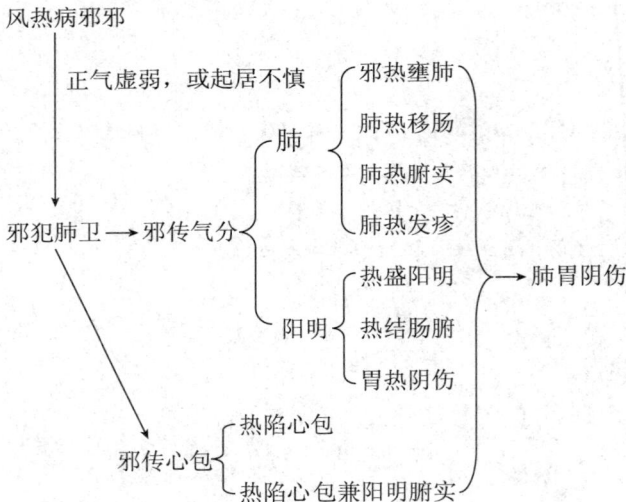

风温的诊断依据 ★★

1. 本病虽一年四季均可发生，但以春季及冬季为多。

2. 发病急骤，初起即见发热、恶风寒、咳嗽、口微渴、舌苔薄白、舌边尖红、脉浮数等肺卫见症，继则出现邪热壅肺等气分症状，后期多呈现肺胃阴伤证候。

3. 传变较速，易出现神昏谵语、舌蹇肢厥等热陷心包症状。

风温的治则治法 ★★

1. 治疗原则——清泄肺热

2. 治法

风温初起邪在肺卫——辛凉解表

邪传气分——清热宣肺、辛寒透泄、苦寒攻下

逆传心包——清心开窍

正气外脱——益气敛阴固脱或回阳固脱

后期肺胃阴伤——甘寒滋养肺胃之阴

邪袭肺卫证的辨治 ★★★

证候：发热，微恶风寒，无汗或少汗，头痛，咳嗽，口微渴，苔薄白，舌边尖红，脉浮数。

病机：风热侵袭肺卫。

治法：辛凉解表，宣肺泄热。

方药：银翘散、桑菊饮。

　　　金银花、连翘、桑叶、菊花、薄荷、牛蒡子、桔梗、甘草等。

肺热炽盛的辨治 ★★★

1. 邪热壅肺

证候：身热，汗出，烦渴，咳喘，或咯痰黄稠，或带血，或痰呈铁锈色，胸闷胸痛，舌红苔黄，脉数。

病机：邪热壅阻肺经气分。

治法：清热宣肺。

方药：麻杏石甘汤、千金苇茎汤。

麻黄、生石膏、杏仁、甘草、苇茎、薏苡仁、冬瓜仁、桃仁。

2. 肺热腑实

证候：潮热便秘，痰涎壅盛，喘促不宁，苔黄腻或黄滑，脉右寸实大。

病机：既有肺经痰热壅阻，又有肠腑热结不通。

治法：宣肺化痰，泄热攻下。

方药：宣白承气汤。

生石膏、生大黄、杏仁、瓜蒌皮。

3. 肺热移肠

证候：身热，咳嗽，口渴，下利色黄热臭，肛门灼热，腹痛而不硬满，苔黄，脉数。

病机：肺胃邪热下移大肠。

治法：苦寒清热止利。

方药：葛根黄芩黄连汤。

葛根、炙甘草、黄芩、黄连。

4. 肺热发疹

证候：身热，肌肤发疹，疹点红润，咳嗽，胸闷，舌红苔薄白，脉数。

病机：肺经气分热邪外窜肌肤，波及营络。

治法：宣肺泄热，凉营透疹

方药：银翘散去豆豉，加细生地、丹皮、大青叶，倍玄参方。

连翘、金银花、苦桔梗、薄荷、竹叶、生甘草、芥穗、牛蒡子、细生地、大青叶、丹皮、玄参。

痰热结胸证的辨治★★★

证候：身热面赤，渴欲凉饮，饮不解渴，得水则呕，胸脘痞满，按之疼痛，便秘，苔黄滑，脉滑数有力。

病机：邪热入里，与痰搏结于胸脘。

治法：清热化痰开结。

方药：小陷胸加枳实汤。

　　　　黄连、瓜蒌、枳实、半夏。

邪入阳明的辨治★★★

1. 热炽阳明

证候：壮热，恶热，汗大出，面目红赤，渴喜冷饮，苔黄而燥，脉浮洪或滑数。

病机：阳明无形邪热内盛。

治法：清热保津。

方药：白虎汤。

　　　　知母、石膏、甘草、粳米。

2. 热结肠腑

证候：潮热，时有谵语，大便秘结，或纯利恶臭稀水，腹部胀满硬痛，苔老黄而燥，脉沉实有力。

病机：肺经邪热传入胃肠，与肠中积滞糟粕相结。

治法：软坚攻下泄热。

方药：调胃承气汤。

　　　　大黄、芒硝、甘草。

3. 胃热阴伤

证候：身热自汗，面赤，口舌干燥而渴，纳谷不馨，虚烦不眠，气短神疲，舌红苔黄而燥干，脉细数。

病机：胃热津伤。

治法：清泄胃热，生津益气。

方药：竹叶石膏汤。

　　　　竹叶、生石膏、半夏、麦冬、人参、甘草、粳米。

热入心包的辨治★★★

1. 热陷心包

证候：神昏谵语，或昏愦不语，身体灼热，四肢厥冷，舌蹇，舌绛鲜泽，脉细数。

病机：肺卫之邪不顺传气分，而直接传入心包。

治法：清心开窍。

方药：清宫汤送服安宫牛黄丸、紫雪丹、至宝丹。

　　　　玄参、莲子心、竹叶卷心、连翘心、犀角尖（水牛角代，下同）、连心麦冬。

2. 热入心包兼阳明腑实

证候：身热，神昏，舌蹇，肢厥，便秘，腹按之硬痛，舌绛，苔黄燥，脉数沉实。

病机：手厥阴心包与手阳明大肠俱病。

治法：清心开窍，攻下腑实。

方药：牛黄承气汤。

　　　　安宫牛黄丸、生大黄末。

正气外脱的辨治　★★★

证候：身体灼热，神志昏愦，倦卧，气息短促，汗多，脉散大或细数无力；或发热骤退，面色苍白，四肢厥冷，汗出不止，虚烦躁扰，气息短促，舌淡，脉微细欲绝。

病机：正气暴脱或内闭外脱。

治法：益气敛阴固脱或回阳固脱，或配合清心开窍。

方药：生脉散、参附汤，内闭外脱者配合安宫牛黄丸。

人参、麦冬、五味子或人参、附子。

余邪未净，肺胃阴伤的辨治 ★★★

证候：低热或不发热，干咳或痰少而黏，口舌干燥而渴，舌干红少苔，脉细。

病机：邪热未尽，肺胃阴伤。

治法：滋养肺胃，清涤余邪。

方药：沙参麦冬汤。

沙参、玉竹、生甘草、冬桑叶、麦冬、生扁豆、天花粉。

难点提示

1. 风温的辨证要点

（1）辨析肺经证候：风温以手太阴肺为病变中心，初起即见肺卫表证，继则邪热壅肺，后期多表现为肺胃阴伤。

（2）辨析相关脏腑的病变：病程中易见肺热移胃，肺热移肠，肺热波及营分，扰及血络等病变。

（3）辨析证候的演变：邪热由肺卫传入肺、胃、肠腑，热势虽盛，但邪尚在气分；若出现神昏谵语，多为邪热传入心包，病情较重；如正气外脱或化源欲绝，则病情更为危重。

2. 银翘散与桑菊饮运用比较 （表 8 - 1）

表 8 - 1　银翘散与桑菊饮比较

	银翘散	桑菊饮
共同点	均为辛凉解表方剂，适用于风热侵犯肺卫之证	
组方特点	方中有荆芥、豆豉等辛散透表之品合于辛凉药物中，其解表之力较胜，故称为"辛凉平剂"，且金银花、连翘用量较大，并配竹叶，清热作用较强	方中多为辛凉之品，力轻平和，其解表之力逊于银翘散，为"辛凉轻剂"，但方中有杏仁肃降肺气，其止咳作用较银翘散为优
适应证特点	风热病邪侵袭肺卫，偏于表热较重，以发热、微恶风寒、咽痛等为主要表现者	风热病邪侵袭肺卫，偏于肺失宣降，表证较轻，以咳嗽为主症者

3. 宣白承气汤与葛根黄芩黄连汤运用比较 （表 8 - 2）

表 8 - 2　宣白承气汤与葛根黄芩黄连汤比较

	宣白承气汤	葛根黄芩黄连汤
共同点	均可治疗肺肠同病证	
病机特点	既有肺经痰热壅阻，又兼肠腑热结不通	肺热下迫大肠而运化失司
适应证特点	潮热便秘，痰壅喘促等症。若为热结旁流的腑实证则为燥屎内结，粪水从旁而流下，所以下利多恶臭稀水，腹部必硬满，按之作痛	身热，咳嗽，下利稀便，色黄热臭。其特点是下利多为黄色稀便而非稀水；又因为本证内无燥屎结于肠腑，所以虽可出现腹痛，但按其腹部并无硬满感觉
治法	宣肺化痰，泄热攻下	苦寒清热止利

4. 麻杏石甘汤与千金苇茎汤运用比较（表 8－3）

表 8－3　麻杏石甘汤与千金苇茎汤比较

	麻杏石甘汤	千金苇茎汤
共同点	均可用于风温邪热壅肺证	
组方特点	宣肺作用较强	清泄肺热和化痰排脓为主
适应证特点	咳喘较甚者	肺热甚并有化痈倾向，而肺气郁闭不甚者

5. 白虎加人参汤与竹叶石膏汤运用比较（表 8－4）

表 8－4　白虎加人参汤与竹叶石膏汤比较

	白虎加人参汤	竹叶石膏汤
共同点	均可用于阳明热盛兼气阴两伤之证	
病机特点	气分极期，以邪甚热炽为主，正虚次之	虽有胃热，而气阴不足较甚
适应证特点	阳明四大症俱见，伴背微恶寒，脉洪大而芤	阳明四大症已不典型，而阴虚之象较明显

6. 白虎汤运用的"四禁"

脉浮弦而细者，不可与也——邪在肌表、少阳及阴伤者不可用

脉沉者，不可与也——里虚者不可用，阳明腑实或阴寒内结者不可用

不渴者，不可与也——里热不盛不可用

汗不出者，不可与也——热势不浮盛者不可用

7. "热结旁流"与"肺热移肠"下利的辨治

"热结旁流"多由肺经邪热不解，传入胃肠，与肠中积滞糟粕相结，若是燥屎内阻，粪水从旁流下，则可表现为利下纯水，其所下之水必恶臭异常，且肛门有灼热感；燥屎内结，腑气壅滞不通，所以腹部胀满硬痛，按之痛甚；热结于内，里热熏蒸，腑热上扰神明，则时有谵语；苔黄燥或灰黑而燥，脉沉实有力，均为里热成实之象。治当软坚攻下泄热，方用调胃承气汤。

"肺热移肠"即肺胃邪热下移大肠。肺与大肠相表里，肺热不解，邪热下迫大肠，传导失司，故下利色黄热臭，肛门灼热，伴见身热，咳嗽，口渴，苔黄，脉数。治当苦寒清热止利，方用葛根黄芩黄连汤。

第九章 ▶ 春 温

★★★掌握春温的病因病机和传变特点。掌握春温主要
　　证候的临床表现和治法方药
★★熟悉春温的辨治原则
★了解春温主要证候的临床加减用药

重点提示

春温的发病及病机演变★★★

外因——春季的温热病邪侵袭
内因——阴精先亏，正气不足

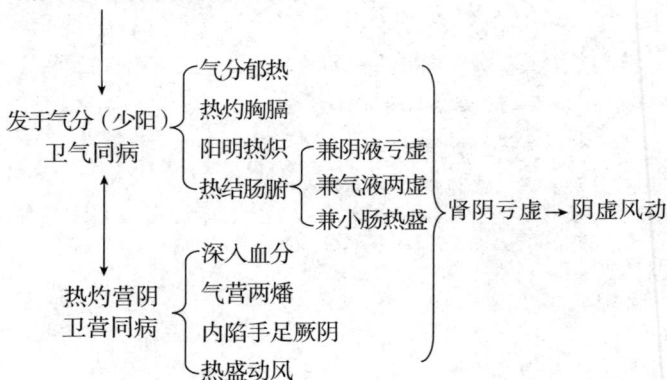

发于气分（少阳）
卫气同病
- 气分郁热
- 热灼胸膈
- 阳明热炽
- 热结肠腑
  - 兼阴液亏虚
  - 兼气液两虚
  - 兼小肠热盛

肾阴亏虚 → 阴虚风动

热灼营阴
卫营同病
- 深入血分
- 气营两燔
- 内陷手足厥阴
- 热盛动风

春温的诊断依据。★★

1. 发病季节——春季。

2. 初起症状——发病急骤，热象较重，初起即见里热证候，有发于气分、发于营分之别；少数病例可伴见恶寒头痛等卫表证候。

3. 症状特点——病程中极易出现斑疹、痉厥、神昏等危重证候。

4. 后期表现——易出现肝肾阴伤、虚风内动等病变。

春温的治则治法 ★★

1. 治则——清泄里热，并注意透邪外出，顾护阴液。

2. 治法

热郁少阳——苦寒清泄里热。

热郁营分——清营解毒，透热外达。

热炽气分——清气泄热。

热伤肝肾阴精——滋养肝肾阴精。

余邪留伏阴分——滋阴透邪。

初发证的辨治 ★★★

1. 气分郁热

证候：身热，口苦而渴，干呕，心烦，小便短赤，胸胁不舒，舌红苔黄，脉弦数。

病机：温热病邪郁发于少阳胆腑气分。

治法：苦寒清热，宣郁透邪。

方药：黄芩汤加豆豉、玄参方。

黄芩、芍药、炙甘草、大枣、淡豆豉、玄参。

2. 卫气同病

证候：发热恶寒，无汗或有汗，头项强痛，肢体酸痛，心烦口渴，腹胀，便干，苔黄燥，脉滑数或弦数。

病机：新感时令之邪引动内伏气分之郁热，卫气同病。

治法：解表清里。

方药：增损双解散。

白僵蚕、全蝉蜕、广姜黄、防风、薄荷、荆芥穗、当归、白芍、黄连、连翘、栀子、黄芩、桔梗、石膏、滑石、甘草、大黄、芒硝。

3. 热灼营分

证候：身热夜甚，心烦躁扰，甚或时有谵语，斑点隐隐，咽燥口干反不甚渴饮，舌红绛，苔薄或无苔，脉细数。

病机：温热病邪直犯营分。

治法：清营泄热。

方药：清营汤。

　　　犀角、生地黄、玄参、竹叶心、麦冬、丹参、黄
　　　连、金银花、连翘。

4. 卫营同病

证候：发热，微恶风寒，咽痛，咳嗽，口渴，肌肤斑点隐隐，心烦躁扰，甚或时有谵语，舌红绛，苔黄白相兼，脉浮弦数。

病机：新感时令之邪引动内伏营分之郁热。

治法：泄卫透营。

方药：银翘散去豆豉，加细生地、丹皮、大青叶，倍玄参方。

　　　金银花、连翘、荆芥、薄荷、牛蒡子、生地黄、
　　　玄参、丹皮、大青叶。

邪盛气分的辨治★★★

1. 热灼胸膈

证候：身热不已，面红目赤，胸膈灼热如焚，烦躁不安，唇焦咽燥，口渴，口舌生疮，齿龈肿痛，或大便秘结，舌红苔黄，脉滑数。

病机：热郁化火，燔灼胸膈。

治法：清泄膈热。

方药：凉膈散。

   大黄、厚朴、芒硝、甘草、山栀子、薄荷叶、黄芩、连翘。

2. 阳明热盛

证候：壮热，面赤，汗多，心烦，渴喜凉饮，舌红苔黄而燥，脉洪大或滑数。

病机：阳明里热炽盛。

治法：清热保津。

方药：白虎汤。

   石膏、知母、甘草、粳米。

3. 热结肠腑

(1) 阳明腑实兼阴液亏虚

证候：身热，腹满便秘，口干唇裂，舌苔焦燥，脉沉细。

病机：阳明腑实，阴液亏虚。

治法：攻下腑实，滋阴增液。

方药：增液承气汤。

   玄参、麦冬、细生地、大黄、芒硝。

(2) 阳明腑实兼气液两伤

证候：身热，腹满便秘，口干咽燥，倦怠少气，撮空摸床，肢体震颤，目不了了，苔干黄或焦黑，脉沉弱或沉细。

病机：阳明腑实，气阴两伤。

治法：攻下腑实，补益气阴。

方药：新加黄龙汤。

   细生地、麦冬、玄参、生大黄、芒硝、生甘草、人参、当归、海参、姜汁。

（3）阳明腑实兼小肠热盛

证候：身热，腹满便秘，小便涓滴不畅，溺时疼痛，尿色红赤，时烦渴甚，舌红脉数。

病机：热结肠腑，小肠热盛。

治法：攻下肠腑热结，清泄小肠邪热。

方药：导赤承气汤。

赤芍、细生地、生大黄、黄连、黄柏、芒硝。

热燔营血的辨治 ★★★

1. 气营（血）两燔

（1）气营两燔

证候：壮热，目赤，头痛，口渴饮冷，心烦躁甚或谵语，斑疹隐隐，苔黄，脉滑数、弦数或洪大有力。

病机：气分邪热未解，营分热毒又盛。

治法：气营两清。

方药：玉女煎去牛膝、熟地黄加细生地黄、玄参方。

生石膏、知母、玄参、细生地、麦冬。

（2）气血两燔

证候：身灼热，大渴引饮，头痛如劈，骨节烦痛，烦躁不安，甚则昏狂谵妄，或发斑吐衄，舌绛或深绛。

病机：热毒充斥气血，气血两燔。

治法：气血两清。

方药：化斑汤、清瘟败毒饮。

生石膏、知母、玄参、犀角、黄连、生栀子、黄芩、赤芍、连翘、丹皮。

2. 热盛动血

证候：身灼热，躁扰不安，或昏狂谵妄，斑疹密布，色深红或紫黑，吐衄便血，舌深绛，脉数。

病机：热毒炽盛于血分，迫血妄行，热瘀交结。

治法：凉血散血，清热解毒。

方药：犀角地黄汤。

　　　　干地黄、生白芍、丹皮、犀角。

3. 热与血结

证候：身热，少腹坚满，按之疼痛，小便自利，大便色黑，神志如狂，或清或乱，口干而漱水不欲咽，舌紫绛或有瘀斑，脉沉实而涩。

病机：热毒内陷血分，热与血结，蓄于下焦。

治法：泄热通结，活血逐瘀。

方药：桃仁承气汤。

　　　　大黄、芒硝、桃仁、当归、芍药、丹皮。

阳气暴脱的辨治★★★

证候：身热骤降，四肢逆冷，面色苍白，冷汗淋漓，皮肤出现花纹，斑疹成片色紫暗，呼吸短促或微弱，舌淡，脉微细欲绝。

病机：邪陷正衰而致阳气暴脱。

治法：回阳救逆。

方药：回阳救急汤。

　　　　熟附子、干姜、人参、甘草、白术、肉桂、陈皮、五味子、茯苓、半夏。

热盛动风的辨治 ★★★

证候：身热壮盛，头晕胀痛，烦闷躁扰，甚则狂乱，神昏痉厥，或见颈项强直，角弓反张，舌干红绛，脉弦数。

病机：邪热内陷厥阴，热盛引动肝风。

治法：清热凉肝息风。

方药：羚角钩藤汤。

羚角片、桑叶、川贝、鲜生地、双钩藤、滁菊花、茯神、生白芍、生甘草、鲜竹茹。

热灼真阴的辨治 ★★★

1. 真阴亏损

证候：身热不甚，久留不退，午后面部潮红，或颧赤，手足心热甚于手足背，咽干齿黑，或神倦，耳聋，舌质干绛，甚或紫黯痿软，脉虚软或结代。

病机：热毒余邪久羁，损伤肝肾阴液。

治法：滋补肝肾真阴。

方药：加减复脉汤。

炙甘草、干地黄、生白芍、麦冬、阿胶、麻仁。

2. 阴虚风动

证候：低热，手指蠕动，口角颤动，或瘛疭，心中憺憺大动，甚则时时欲脱，形消神倦，齿黑唇焦，舌干绛或光绛，脉虚弱或细促。

病机：肾阴耗损，水不涵木，致虚风内动。

治法：滋阴养血，潜阳息风。

方药：三甲复脉汤、大定风珠。

炙甘草、干地黄、生白芍、麦冬、阿胶、麻仁、生牡蛎、生鳖甲、生龟甲、鸡子黄。

3. 阴虚火炽

证候：身热不甚，心烦不得卧，口燥咽干，舌红苔黄或薄黑而干，脉细数。

病机：邪热久羁而灼伤肾阴，水火不济而致心火亢盛。

治法：清心火，滋肾水。

方药：黄连阿胶汤。

黄连、黄芩、阿胶、白芍、鸡子黄。

邪留阴分的辨治 ★★★

证候：夜热早凉，热退无汗，能食形瘦，舌红少苔，脉沉细略数。

病机：余邪留伏阴分。

治法：滋阴清热，搜邪透络。

方药：青蒿鳖甲汤。

青蒿、鳖甲、细生地、知母、丹皮。

难点提示

1. 春温的辨证要点

（1）辨初起证候——本病初起时当辨其发于气分和营分的不同。同时，还应辨识表证之有无。

（2）辨邪实正虚——本病患者多为阴精先亏，复感温热病邪而发，病程中每呈邪热亢盛与阴液耗损并存的虚实错杂之候。

（3）辨动风虚实——春温每多动风之变，可见于中期或末期，其辨析关键在于审虚实。实风多见于春温极期，系热盛动风之候，其证属实；虚风每见于春温后期，乃阴虚动风之候，其证属虚。

2. 春温与风温的鉴别（表9-1）

表9-1　春温与风温鉴别

鉴别要点	春温	风温
发病季节	春季	四季均有，冬春居多
病因	温热病邪	风热病邪
初期证候	初起即可见身灼热，烦渴，苔黄，甚则神昏、痉厥、斑疹等里热证候	初起见有发热，微恶风寒，咳嗽，口微渴，舌苔薄白，舌边尖红，脉浮数等肺卫表热证
证候演变	初起病变部位在气分或营分，病情重，变化快，后期常见肝肾阴伤证候	初起病变部位在肺卫，后期易出现肺胃阴伤之象

3. 黄芩汤加豆豉、玄参方与小柴胡汤运用比较（表9-2）

表9-2　黄芩汤加豆豉、玄参方与小柴胡汤比较

	黄芩汤加豆豉、玄参方	小柴胡汤
共同点	均为邪在少阳之证	
病机特点	温热病邪郁发于少阳胆腑气分	伤寒邪在少阳，属少阳经证，邪在半表半里

续表

	黄芩汤加豆豉、玄参方	小柴胡汤
适应证特点	身热，口苦而渴，干呕，心烦，小便短赤，胸胁不舒，舌红苔黄，脉弦数	寒热往来、胸胁苦满为主症
治法	苦寒清热，宣郁透邪	和解少阳

4. 肺热发疹与卫营同病的比较（表 9－3）

表 9－3　肺热发疹与卫营同病比较

	肺热发疹	卫营同病
共同点	二证都有发热、咳嗽、皮疹等症状，均可用银翘散去豆豉，加细生地、丹皮、大青叶，倍玄参方治疗	
病机特点	肺经气分邪热外窜肌肤，波及营络，病变重心在气分	新感时令之邪引动内伏营分之郁热所致，为表有客邪，营分热郁，营热炽盛，损伤血络
病位	气分	卫分、营分
症状特点	皮疹多为充血性，按之退色，伴身热，咳嗽，胸闷，舌红苔薄白，脉数	皮疹多为出血性，按之不退色，伴发热，微恶风寒，咽痛，咳嗽，口渴，心烦躁扰，甚或时有谵语，舌红绛，苔黄白相兼，脉浮弦数

5. 热盛动风与阴虚风动的比较（表9-4）

表9-4 热盛动风与阴虚风动比较

	热盛动风	阴虚风动
共同点	二证都有动风的临床表现，治疗均要息风	
病机特点	邪热炽盛，筋脉受邪热燔灼，热极生风	肾阴耗损，水不涵木，致虚风内动
症状特点	发作急骤，手足抽搐频繁有力，两目上视，牙关紧闭，颈项强直，甚则角弓反张，同时可见壮热，神昏，舌红赤，脉弦数有力等邪热内盛症状	抽搐无力，或为手指徐徐蠕动，或口角微微颤动、抽搐，心中憺憺悸动，同时可伴见低热，颧红，五心烦热，消瘦，神疲，口干，失语，耳聋，舌绛枯萎等症状
病程阶段	多见于温病的极期	多见于温病后期
治法	清热凉肝，息风止痉	滋阴养血，潜阳息风
代表方	羚角钩藤汤	三甲复脉汤、大定风珠

6. 五加减承气汤的区别运用（表9-5）

表9-5 五加减承气汤的区别

	宣白承气汤	牛黄承气汤	增液承气汤	导赤承气汤	新加黄龙汤
病机	既有肺经痰热壅阻，又兼肠腑热结不通	手厥阴心包与手阳明大肠病	阳明腑实，阴液亏虚	阳明热结，小肠热盛	阳明腑实，气液两虚
症状	潮热便秘，痰涎壅盛，喘促不宁，苔黄腻或黄滑，脉右寸实大	身热，神昏，肢厥，便秘，腹部按之硬痛，舌绛，苔黄燥，脉数沉实	身热，腹满便秘，口干唇裂，舌苔焦燥，脉沉细	身热，腹满便秘，小便涓滴不畅，溺时疼痛，尿色红赤，时烦渴甚，舌红赤脉数	身热，腹满便秘，口干咽燥，肢体倦怠少气，撮空摸床，目不了了，震颤，舌干黄或焦黑，脉沉弱或沉细
治法	宣肺化痰，泄热攻下	清心开窍，攻下腑实	攻下腑实，滋阴增液	攻下肠腑热结，清泄小肠邪热	攻下腑实，补益气阴
药物	生石膏，生大黄，杏仁，瓜蒌皮	安宫牛黄丸，大黄末	玄参，麦冬，细生地，大黄，芒硝	赤芍，细生地，生大黄，黄连，黄柏，芒硝	细生地，麦冬，玄参，生甘草，大黄，芒硝，参，当归，海参，姜汁，生晒参，人

7. 温病热郁少阳证与伤寒邪在少阳证的区别

温病热郁少阳证，为温热病邪郁发于少阳胆腑气分所致；热郁气分，胆火上扰，胆热犯胃，胃失和降为主要病机，症见身热，口苦而渴，干呕，心烦，小便短赤，胸胁不舒，舌红苔黄，脉弦数等。伤寒邪在少阳证，属少阳经证，邪在半表半里，故以寒热往来、胸胁苦满为主症。

第十章 ▶ 暑 温

★★★掌握暑温的病因病机和传变特点
　　　暑温主要证候的临床表现和治法方药
★★熟悉暑温的辨治原则
★了解暑温主要证候的临床加减用药

🖊️ 重点提示

暑温的发病及病机演变 ★★★

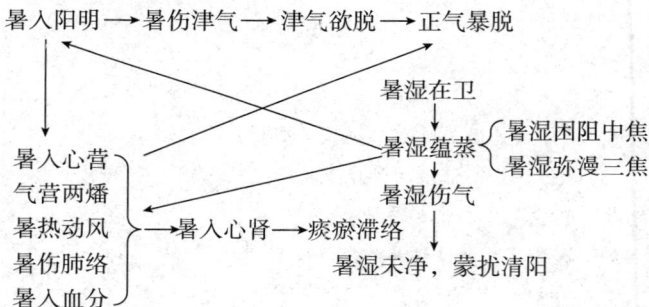

暑入阳明 ⟶ 暑伤津气 ⟶ 津气欲脱 ⟶ 正气暴脱

暑湿在卫

暑湿蕴蒸 ⎰ 暑湿困阻中焦
　　　　 ⎱ 暑湿弥漫三焦

暑湿伤气

暑湿未净，蒙扰清阳

暑入心营
气营两燔
暑热动风 ⟶ 暑入心肾 ⟶ 痰瘀滞络
暑伤肺络
暑入血分

暑温的诊断依据 ★★

1. 发病季节——本病发病有明显的季节性，病发于夏暑季节，即夏至到处暑期间。

2. 初起症状——起病急骤，初起即见高热、汗多、烦渴、脉洪大等阳明气分热炽证候，较少卫分过程。

3. 传变特点——病程中传变迅速，变化较多，既可有化火、动风、生痰等较多的病理变化，又易见津气欲脱、闭窍、伤络动血等严重病证。

4. 易夹湿兼寒——发病初期，若伴有脘痞、身重、苔腻等症状者为暑温兼湿之证；若兼有恶寒、无汗等症者则为暑湿兼寒之候。

暑温的治则治法 ★★

1. 治则——清暑泄热。

2. 治法

暑在气分——"暑病首用辛凉，继用甘寒，再用酸泄、酸敛"。初起暑伤气分辛寒清气，涤暑泄热；暑伤津气，甘寒之剂以清热生津；津气大伤，益气敛津，酸苦之品以泄热生津。

闭窍、动风、动血——清营凉血，化痰开窍，凉肝息风。

暑兼湿邪——清暑之中兼以祛湿。

寒邪遏伏暑湿——清暑化湿的同时兼以解表散寒。

暑温本病气分证治 ★★★

1. 暑入阳明

证候：壮热汗多，口渴心烦，头痛且晕，面赤气粗，或背微恶寒，苔黄燥，脉洪数或洪大而芤。

病机：暑热侵入阳明气分，邪正剧烈交争。

治法：清泄暑热。津气耗伤者兼以益气生津。

方药：白虎汤，白虎加人参汤。

生石膏、知母、甘草、白粳米、人参。

2. 暑伤津气

证候：身热心烦，溺黄，口渴自汗，气短而促，肢倦神疲，苔黄干燥，脉虚无力。

病机：暑热亢盛，津气两伤。

治法：清热涤暑，益气生津。

方药：王氏清暑益气汤。

西洋参、石斛、麦冬、黄连、竹叶、荷梗、知母、甘草、粳米、西瓜翠衣。

3. 津气欲脱

证候：身热骤退，汗出不止，喘喝欲脱，脉散大。

病机：津气耗伤过甚而致津气欲脱。

治法：益气敛津，扶正固脱。

方药：生脉散。

人参、麦冬、五味子。

4. 热结肠腑

证候：身灼热，日晡为甚，腹胀满硬痛，谵语狂乱，大便秘结或热结旁流，循衣摸床，舌卷囊缩，舌红，苔黄燥，脉沉数。

病机：暑热伤津，热结阳明腑实。

治法：通腑泄热，热毒盛者，伍以清热解毒。

方药：调胃承气汤、解毒承气汤。

大黄、芒硝、白僵蚕、蝉蜕、黄连、黄芩、黄柏、栀子、枳实、厚朴。

暑温本病营血分证治★★★

1. 暑入心营

证候：灼热烦躁，夜寐不安，时有谵语，舌蹇肢厥，舌红绛，脉细数；或猝然昏倒，不省人事，身热肢厥，气粗如喘，牙关微紧，舌绛脉数。

病机：暑热之邪直入心营而内闭心包。

治法：凉营泄热，清心开窍。

方药：清营汤送服安宫牛黄丸、紫雪丹。

犀角、生地黄、玄参、竹叶心、麦冬、丹参、黄连、金银花、连翘。

2. 气营两燔

证候：壮热，头痛如劈，口渴饮冷，心烦躁扰，甚或神昏谵语，或有斑点隐隐，舌绛，苔黄燥，脉弦数或洪大有力。

病机：气分暑热未解，营热又盛，热邪炽盛于气营。

治法：清气凉营，解毒救阴。

方药：玉女煎去牛膝、熟地黄加细生地黄、玄参方。

生石膏、知母、玄参、细生地黄、麦冬。

3. 暑热动风

证候：身灼热，四肢抽搐，甚则角弓反张，神志不清，或喉有痰壅，脉弦数或弦滑。

病机：暑热亢盛，引动肝风。

治法：清泄暑热，息风定痉。

方药：羚角钩藤汤。

羚角片、桑叶、川贝、鲜生地黄、钩藤、茯神、生白芍、生甘草、鲜竹茹。

4. 暑入血分

证候：灼热躁扰，神昏谵妄，斑疹密布，色呈紫黑，吐血、衄血、便血，或兼见四肢抽搐，角弓反张，舌深绛，苔焦黄。

病机：暑热火毒燔灼血分，内陷心包，生痰动风。

治法：凉血解毒，开窍息风。

方药：神犀丹合安宫牛黄丸。

乌犀角、石菖蒲、黄芩、生地黄、金银花、连翘、板蓝根、香豉、玄参、天花粉、紫草。

5. 暑伤肺络

证候：灼热烦渴，咯血或痰中带血丝，甚则口鼻涌血，烦躁不安，舌质红，苔黄而干，脉细数。

病机：暑热化火，灼伤肺络。

治法：凉血解毒，清暑安络。

方药：犀角地黄汤合黄连解毒汤。

犀角、生地黄、丹皮、白芍、黄连、黄柏、黄芩、山栀。

暑温本病后期证治 ★★★

1. 暑伤心肾

证候：心热烦躁，消渴不已，肢体麻痹，舌红绛，苔薄黄或薄黑而干，脉细数。

病机：暑热久羁，水火不济。

治法：清心泻火，滋养肾水。

方药：连梅汤。

黄连、乌梅、麦冬、生地黄、阿胶。

2. 暑热未净，痰瘀滞络

证候：低热不退，心悸烦躁，手足颤动，神情呆钝，默默不语，甚则痴呆，失语，失明，耳聋，或见手足拘挛，肢体强直，瘫痪等。

病机：余热夹痰瘀阻滞络脉，气钝血滞，机窍阻闭。

治法：清透余热，化痰祛瘀搜络。

方药：三甲散。

醉地鳖虫、醋炒鳖甲、土炒穿山甲（他药代，下同）、生僵蚕、柴胡、桃仁泥。

暑温兼证辨治 ★★★

1. 暑湿在卫

证候：发热，微恶风寒，稍有汗出，头身困重，肢体倦怠，咳嗽胸闷，苔白薄腻，脉濡数。

病机：暑湿之邪郁遏肺卫。

治法：清暑解表，宣肺化湿。

方药：卫分宣湿饮、新加香薷饮。

西香薷、全青蒿、滑石、浙茯苓、通草、苦杏仁、淡竹叶、鲜冬瓜皮、鲜荷叶、金银花、连翘。

2. 暑湿困阻中焦

证候：壮热烦渴，汗多溺短，脘痞身重，舌红苔薄腻，脉洪大。

病机：暑热盛于阳明为主，兼有湿困太阴。

治法：清热化湿。

方药：白虎加苍术汤。

石膏、知母、甘草、粳米、苍术。

3. 暑湿弥漫三焦

证候：发热汗出口渴，面赤耳聋，胸闷喘咳，痰中带血，脘痞腹胀，小便短赤，下利稀水，舌红苔黄滑，脉滑数。

病机：暑湿交蒸，弥漫三焦气分，暑湿俱盛。

治法：清暑化湿，宣通三焦。

方药：三石汤。

滑石、生石膏、寒水石、杏仁、竹茹、金银花、金汁、白通草。

4. 暑湿伤气

证候：身热自汗，烦渴胸闷，神疲肢倦，小便短赤，大便溏薄，舌苔腻，脉浮大无力或濡滑带数。

病机：暑湿犹盛，元气已伤。

治法：清暑化湿，培元和中。

方药：东垣清暑益气汤。

　　　黄芪、苍术、人参、升麻、橘皮、白术、泽泻、黄柏、麦门冬、青皮、葛根、当归身、六曲、五味子、炙甘草。

5. 暑湿未净，蒙扰清阳

证候：低热，头目昏胀不清，口渴或咳，舌红苔薄腻。

病机：暑湿余邪未净，蒙扰清阳。

治法：清涤暑湿余邪。

方药：清络饮。

　　　鲜荷叶边、鲜金银花、西瓜翠衣、鲜扁豆花、<u>丝瓜皮</u>、鲜竹叶心。

冒暑的辨治 ★

1. 暑湿内蕴，寒邪束表

证候：发热恶寒，头痛无汗，身形拘急，心烦，胸闷脘痞，苔薄腻。

病机：暑湿内蕴又兼寒邪束表。

治法：疏表散寒，涤暑化湿。

方药：新加香薷饮。

　　　香薷、金银花、鲜扁豆花、厚朴、连翘。

2. 暑热夹湿，郁阻肺卫

证候：发热恶寒，头晕，汗出，咳嗽，苔薄微腻。

病机：暑热夹湿侵袭肺卫。

治法：涤暑清热，化湿宣肺。

方药：雷氏清凉涤暑法。

滑石、生甘草、通草、青蒿、白扁豆、连翘、白茯苓、西瓜翠衣。

暑秽的辨治★

证候：头痛而胀，胸脘痞闷，烦躁呕恶，肤热有汗，甚则神昏耳聋。

病机：暑湿秽浊之气蔽阻气机。

治法：芳香辟秽，化湿涤浊。

方药：藿香正气散、通关散、玉枢丹。

藿香、苏叶、白芷、大腹皮、茯苓、白术、半夏曲、陈皮、厚朴、桔梗、炙甘草。

难点提示

1. "夏暑发自阳明"的理解

暑为火热之邪，其性酷烈，传变迅速，故侵犯人体后大多直接入于气分，一般没有明显的卫分过程，初起即见壮热、汗多、口渴、脉洪等阳明气分热盛证候。叶天士所说："夏暑发自阳明。"即揭示了暑温发病初起的病理特点。

2. 暑温的辨证要点

（1）辨病邪兼夹——本病初起的典型表现为阳明气分热

盛证候，也有初起见卫表症状者，但为时短暂，随即传入阳明气分而见气分热盛之象。若症见高热，同时有背微恶寒者，为暑温阳明热盛而多汗，阳气随汗外泄所致，并非邪在卫表之征。暑邪若夹湿兼寒，又可见暑湿内阻兼外寒束表的表现，临床当认真鉴别。

（2）辨邪热轻重——暑温病火势亢盛程度每与病情轻重密切相关。一般说，邪热越盛则越易导致津气外脱、闭窍动风、伤络动血等严重病变。

（3）辨正伤程度——本病过程中尤易耗伤津气，导致多种凶险危证，所以应对气阴耗伤程度予以重视。

（4）辨昏痉先兆——本病起病急，传变快，神昏、抽搐往往突然发生，为掌握治疗的主动，当对其先兆表现详加辨析，以便及早发现。

**3.	"暑病首用辛凉，继用甘寒，再用酸泄、酸敛"的理解**

暑温初起暑伤气分，阳明热盛者，治以辛寒清气，涤暑泄热；如进而伤及津气，则宜甘寒之剂以清热生津；若暑邪虽去而津气大伤，又当以甘酸之品以益气敛津，酸苦之品以泄热生津。正如叶天士引用张凤逵所说："暑病首用辛凉，继用甘寒，再用酸泄、酸敛。"即概括指出了本病气分阶段治疗的基本大法。

**4.	"治暑之法，清心利小便最好"的理解**

暑温为暑热病邪所致，"暑气通于心"，心与小肠相表里，故清心涤暑，导热下行，给暑热外出之机，亦是治暑大法之一。如王纶在《明医杂著》中所说："治暑之法，清心利小便最好。"特别是兼夹湿邪者，更应注意导湿下行。

5. 卫分宣湿饮与新加香薷饮运用比较（10-1）

表 10-1　卫分宣湿饮与新加香薷饮比较

	卫分宣湿饮	新加香薷饮
共同点	均为治疗暑湿在卫之证	
组方特点	辛温合以甘淡，意在透邪达表而化湿	辛温配伍辛凉，重在解表寒清暑湿
适应证特点	适用于湿阻之象明显而暑热较轻者	适用于寒邪外束而暑湿内郁之证
用药	西香薷、全青蒿、滑石、浙茯苓、通草、苦杏仁、淡竹叶、鲜冬瓜皮、鲜荷叶	香薷、金银花、鲜扁豆花、厚朴、连翘

5. 东垣清暑益气汤与王氏清暑益气汤运用比较（表10-2）

表 10-2　东垣清暑益气汤与王氏清暑益气汤比较

	东垣清暑益气汤	王氏清暑益气汤
共同点	同治暑病气阴两伤之证	
组方特点	侧重于益气培中燥湿，清暑生津之力较逊	注重清暑泄热，养阴生津
适应证特点	适用于暑湿伤气或元气本虚又感受暑湿者	适宜于暑热亢盛而伤津耗气之证
用药	黄芪、苍术、人参、升麻、橘皮、白术、泽泻、黄柏、麦门冬、青皮、葛根、当归身、六曲、五味子、炙甘草	西洋参、石斛、麦冬、黄连、竹叶、荷梗、知母、甘草、粳米、西瓜翠衣

第十一章 ▶ 湿 温

★★★掌握湿温的病因病机和传变特点。掌握湿温主要
　　证候的临床表现和治法方药。
★★熟悉湿温的辨治原则。
★了解湿温主要证候的临床加减用药。

📖 **重点提示**

湿温的发病及病机演变★★★

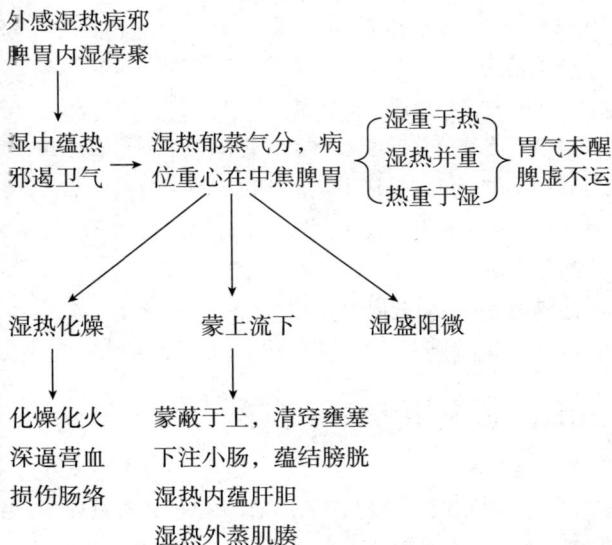

外感湿热病邪
脾胃内湿停聚

↓

湿中蕴热
邪遏卫气 → 湿热郁蒸气分，病
位重心在中焦脾胃

｛湿重于热
湿热并重
热重于湿｝ 胃气未醒
脾虚不运

湿热化燥　　　蒙上流下　　　湿盛阳微

↓　　　　　　　↓

化燥化火　　　蒙蔽于上，清窍壅塞
深逼营血　　　下注小肠，蕴结膀胱
损伤肠络　　　湿热内蕴肝胆
　　　　　　　湿热外蒸肌腠

湿温的诊断依据★★

（1）发病季节——发病以夏秋为多见。特别是夏末秋初，雨湿较重之时较易发生。

（2）初起表现——起病较缓，初起虽有恶寒发热，但热势不扬，并伴头身重痛，胸闷脘痞，舌苔垢腻，脉濡缓等。

（3）传变特点——传变较慢，病势缠绵，湿热留恋气分阶段较长，以脾胃为病变中心。

（4）特殊症状——病程中易见白㾦，后期可见便血等严重证候。

湿温的治则治法 ★★

（1）治则——祛湿清热。

（2）治法

初起——芳香宣透表里之湿。

湿热郁蒸气分——湿邪偏重，化湿为主，邪在上焦，宣化上焦；邪在中焦，疏化中焦；邪在下焦，通利下焦。湿热并重，清热化湿并用。热重于湿，清热为主，兼以化湿。

湿热化燥化火——治同一般的温热性质温病。

湿盛阳微——急救回阳。

余邪未净，脾胃气机未畅——清泄余邪，宣畅气机。

湿重于热的辨治 ★★★

1. 湿遏卫气

症状：恶寒少汗，身热不扬，午后热甚，头重如裹，身重肢倦，胸闷脘痞，面色淡黄，口不渴，苔白腻，脉濡缓。

病机：湿遏卫阳，湿阻气分。

治法：芳香辛散，宣气化湿。

方药：藿朴夏苓汤、三仁汤。

藿香、姜半夏、赤苓、杏仁、生薏苡仁、蔻仁、猪苓、泽泻、淡豆豉、厚朴、飞滑石、白通草、竹叶、半夏。

2. 邪阻膜原

症状：寒热往来如疟状，寒甚热微，身痛有汗，手足沉重，呕逆胀满，舌苔白厚腻浊，或如积粉，脉缓。

病机：邪伏膜原，阻遏阳气。

治法：疏利透达膜原湿浊。

方药：达原饮、雷氏宣透膜原法。

  槟榔、厚朴、草果仁、知母、芍药、黄芩、藿香叶、半夏。

3. 湿困中焦

症状：身热不扬，脘痞腹胀，恶心呕吐，口不渴，或渴而不欲饮，或渴喜热饮，大便溏泄，小便混浊，苔白腻，脉濡缓。

病机：湿浊偏盛，脾受湿困，气机阻滞。

治法：芳香化浊，燥湿理气。

方药：雷氏芳香化浊法。

  藿香叶、佩兰叶、陈广皮、制半夏、大腹皮、厚朴。

4. 湿阻肠道，传导失司

症状：少腹硬满，大便不通，神识如蒙，苔垢腻。

病机：湿阻大肠，传导失司，浊气上逆。

治法：宣通气机，清化湿浊。

方药：宣清导浊汤。

  猪苓、茯苓、寒水石、晚蚕砂、皂荚子。

5. 湿浊上蒙，泌别失职

症状：热蒸头胀，呕逆神迷，小便不通，渴不多饮，舌苔白腻。

病机：湿热郁蒸，阻遏清阳，膀胱泌别失职。

治法：先予芳香开窍，继进淡渗利湿。

方药：芳香开窍用苏合香丸，淡渗利湿用茯苓皮汤。

　　　茯苓皮、生薏苡仁、猪苓、大腹皮、白通草、淡竹叶。

湿热并重的辨治 ★★★

1. 湿热困阻中焦

症状：发热汗出不解，口渴不欲多饮，脘痞呕恶，心中烦闷，便溏色黄，小便短赤，苔黄腻，脉濡数。

病机：湿渐化热，里热渐盛，湿热并重，热盛津伤。

治法：辛开苦降，清热燥湿。

方药：王氏连朴饮。

　　　川连、制厚朴、石菖蒲、制半夏、淡豆豉、炒山栀、芦根。

2. 湿热蕴毒

症状：发热口渴，胸闷腹胀，肢酸倦怠，咽喉肿痛，小便黄赤，或身目发黄，苔黄而腻，脉滑数。

病机：湿热困阻中焦，化毒上壅、下蕴，内蕴肝胆，胆汁外溢。

治法：清热化湿，解毒利咽。

方药：甘露消毒丹。

　　　飞滑石、绵茵陈、淡黄芩、石菖蒲、川贝母、木通、藿香、射干、连翘、薄荷、白豆蔻。

3. 湿热酿痰，蒙闭心包

症状：身热不退，朝轻暮重，神识昏蒙，似清似昧，或时清时昧，时或谵语，舌苔黄腻，脉濡滑而数。

病机：湿热郁蒸，酿痰蒙闭心包。

治法：清热化湿，豁痰开窍。

方药：菖蒲郁金汤合苏合香丸或至宝丹。

鲜石菖蒲、广郁金、炒栀子、青连翘、灯心、鲜竹叶、丹皮、淡竹沥、细木通、玉枢丹。

热重于湿的辨治★★★

症状：高热汗出，面赤气粗，口渴欲饮，脘痞身重，苔黄微腻，脉滑数。

病机：阳明热炽兼太阴脾湿未化，热重湿轻。

治法：清泄阳明胃热，兼化太阴脾湿。

方药：白虎加苍术汤。

石膏、知母、苍术、粳米。

化燥入血的辨治★★★

症状：身灼热，心烦躁扰，发斑，或上窍出血，或便下鲜血，舌绛而干。

病机：湿热化燥，深入营血，动血伤阴。

治法：凉血止血。

方药：犀角地黄汤。

生地黄、白芍、丹皮、犀角。

湿从寒化的辨治★★★

症状：脘腹胀满，大便不爽，或溏泄，食少无味，苔白腻或白腻而滑，脉缓。

病机：湿重热微，湿郁伤阳，从寒而化，困阻中焦。

治法：温运脾阳，燥湿理气。

方药：四加减正气散、五加减正气散。

藿香梗、厚朴、茯苓、广皮、草果、楂肉、神曲、
大腹皮、谷芽、苍术。

湿温后期的辨治★★★

1. 湿胜阳微

症状：身冷，汗泄，胸痞，口渴，苔白腻，舌淡，脉
细缓。

病机：湿从寒化，寒湿损伤脾肾阳气，湿胜阳微。

治法：补气扶阳，运脾逐湿。

方药：扶阳逐湿汤、真武汤。

人参、白术、附子、茯苓、益智仁、芍药、生姜。

2. 余邪未尽

症状：身热已退，脘中微闷，知饥不食，苔薄腻。

病机：余邪未尽，胃气不舒，脾气未醒。

治法：轻清芳化，涤除余邪。

方药：薛氏五叶芦根汤。

藿香叶、薄荷叶、鲜荷叶、枇杷叶、佩兰叶、芦
尖、冬瓜仁。

难点提示

1. 湿温"内外合邪"的发病特点

湿热病邪是湿温发病的主要致病原因。湿热病邪的感受
与季节和地域等相关。夏秋季节，天暑下逼，地湿上腾，人
处气交当中，则易感受湿热病邪。此外，江南地卑水湿，久

居湿地，易感湿邪，湿邪郁热，湿热互结而致病。但发病与否，尚与患者的脾胃功能密切相关。若素禀脾胃虚弱，或饮食失慎，恣食生冷，则脾胃受损而运化失司，导致内湿停聚。此时，若感受外界湿热病邪，则外来之湿与脾胃内湿相合而引发湿温。正如薛生白《湿热病篇》所说："太阴内伤，湿饮停聚，客邪再至，内外相引，故病湿热。"因此，只有内外合邪，才能引起本病的发生。

2. 湿温的辨证要点

（1）辨湿热轻重

湿重于热——身热不扬，头重如裹，身重肢倦，胸闷脘痞，便溏，苔白腻或白滑，脉濡缓。

湿热并重——发热汗出不减，口渴不欲多饮，脘痞呕恶，心口烦闷，便溏色黄，小便短赤，脉濡数。

热重于湿——热势较高，汗出不解，渴不多饮，口苦而黏，大便不畅或下利黏垢，臭秽异常，小便短赤，舌质红、苔黄腻，脉滑数。

（2）辨湿热侵犯部位

偏于上焦——身热不扬，头胀痛，胸满痞闷，面色淡黄，口不渴，苔白腻，脉濡缓；或见神志淡漠甚则昏蒙谵语等。

偏于中焦——脘腹痞胀，恶心呕吐，知饥不食，大便溏薄，苔腻等。

偏于下焦——小便不利，尿频尿急等。

（3）辨证候虚实

实证——本病初起卫气同病，中期湿热郁蒸，化燥入营，伤络动血均为实证。

邪退正虚——脾胃虚弱，气随血脱，湿盛阳微。

3. 湿温初起的治疗禁忌

禁汗——忌用辛温发汗——汗之则神昏耳聋。

禁下——忌用苦寒攻下——下之则洞泄。

禁润——忌用滋养阴液——润之则病深不解。

4. 藿朴夏苓汤与三仁汤运用比较（表 11–1）

表 11–1　藿朴夏苓汤与三仁汤比较

	藿朴夏苓汤	三仁汤
共同点	均有开上、运中、渗下的作用，能够宣化表里之湿而用于湿温初起湿遏卫气之证	
组方特点	用豆豉配藿香疏表透邪，用生苡仁、猪苓、泽泻淡渗利湿，故芳化及渗湿作用较强	用竹叶、滑石、通草泄湿中之热，清热作用较强
适应证特点	适用于湿邪郁表，表湿较著者	适用于湿渐化热者
用药	藿香、姜半夏、赤苓、杏仁、生薏苡仁、蔻仁、猪苓、泽泻、淡豆豉、厚朴	杏仁、飞滑石、白通草、白蔻仁、竹叶、厚朴、生薏苡仁、半夏

5. 湿热郁蒸，酿痰蒙闭心包与热闭心包的辨治（表 11–2）

表 11–2　湿热郁蒸，酿痰蒙闭心包与热闭心包辨治

	湿热郁蒸，酿痰蒙闭心包	热闭心包
共同点	均以神志异常为主要表现	
病机特点	湿热酿痰，包络受其蒙闭，病在气分	热邪内陷，机窍受其阻塞，病入心营

	湿热郁蒸，酿痰蒙闭心包	热闭心包
临床特点	以神识昏蒙为特征，舌苔黄腻	以神昏谵语或昏愦不语为特征，并伴舌寒肢厥，舌质红绛
治法	清热化湿，豁痰开窍	清心开窍
代表方	菖蒲郁金汤合苏合香丸或至宝丹	清宫汤送服安宫牛黄丸、紫雪丹、至宝丹

6. 湿温病湿重于热与热重于湿的辨治（表 11 – 3）

表 11 – 3 湿温病湿重于热与热重于湿的辨治

		湿重于热	热重于湿
症状	发热	身热不扬	高热
	口渴	不渴或渴不欲饮或喜热饮	口渴欲饮
	面色	萎黄	面赤气粗
	神情	淡漠	心烦
	胸腹	脘痞腹胀较甚	身重脘痞较轻
	二便	便溏，溲混	便干，溲赤
	舌苔	白腻	黄微腻
	脉	濡缓	滑数
病机		湿困脾胃，气机郁滞	热盛阳明，脾湿未化
治法		燥湿化浊	清热佐以化湿
方药		三仁汤，雷氏芳香化浊法	白虎加苍术汤

7. "治湿不利小便，非其治也"的理解

湿温病为感受湿热病邪所致，通过利小便以祛除湿邪，是治疗湿病的基本治法。所以在湿温病中利小便的首要作用是通利水道，使湿邪随小便而去。湿与热相合则氤氲难解，故通过利小便可使湿热分离，以便于热邪的清除。利小便之法多用淡渗分利之品，此法的运用范围很广，既可单独使用，也可与其他祛湿法配合。在湿温病的治疗中，无论湿热在上、中、下焦，均可酌情使用淡渗利尿之品，以加强其祛湿的作用。

第十二章 ▶ 伏 暑

★★★掌握伏暑主要证候的临床表现和治法方药。

★★熟悉伏暑的病因病机和传变特点。

★了解伏暑的辨治原则。

重点提示

伏暑的发病与病机演变 ★★

暑湿、暑热病邪郁伏
秋冬当令时邪引发

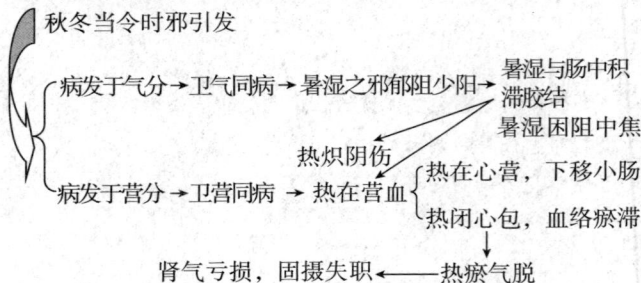

病发于气分 → 卫气同病 → 暑湿之邪郁阻少阳

暑湿与肠中积滞胶结

暑湿困阻中焦

热炽阴伤

病发于营分 → 卫营同病 → 热在营血

热在心营，下移小肠

热闭心包，血络瘀滞

肾气亏损，固摄失职 ← 热瘀气脱

伏暑的诊断依据 ★

1. 发病季节——深秋或冬季。为农历寒露前后至大寒前后，约为 10 月至来年 1 月。

2. 病情特点——起病急骤，病情较重，病势缠绵，病程较长。

3. 初起症状——初起即见暑湿在气或暑热在营之里热见证。暑湿内郁气分者，症见高热、心烦、口渴、脘痞、苔腻等；暑热内伏营分者，症见高热、心烦、斑点隐隐、舌绛少苔等。二者均兼有恶寒等秋冬时令之邪在表之卫分表证。

4. 特殊症状——病程中部分患者可迅速出现尿少、尿闭、出血、发斑、神昏、抽搐，厥脱等危重证候。邪退后可见多尿、遗尿等肾虚之象。

伏暑的治则治法 ★

1. 治则——初起治则为疏表清里，重在清泄在里之伏邪。

2. 治法

初起——气分兼表，解表清暑化湿；营分兼表，解表清营泄热。

邪在气分——暑湿郁于少阳，清泄少阳，分消湿热；湿热夹滞胶结于肠腑，苦辛通降，导滞通便；热结阴伤，清热泻火，养阴生津。

邪在营血——暑湿化燥，入营动血，治同暑温营血分证；热灼营阴，热移小肠，清心凉营，清泻火腑；热闭心包，血络瘀滞，凉血化瘀，开窍通络。

后期——肾气受损，小便频数量多，固肾缩尿；暑热内郁营血，热瘀交结，脏腑衰竭，气阴欲脱，凉血化瘀，益气养阴固脱。

伏暑初发的辨治 ★★★

1. 卫气同病

症状：发热恶寒，头痛，周身酸痛，无汗或少汗，心烦口渴，小便短赤，脘痞，苔腻，脉濡数。

病机：暑湿内郁气分，时邪外束卫表，卫气同病。

治法：清暑化湿，疏解表邪。

方药：银翘散去牛蒡子、玄参加杏仁、滑石方或黄连香薷饮。

   金银花、连翘、苦桔梗、薄荷、竹叶、生甘草、荆芥穗、淡豆豉、杏仁、飞滑石。

   香薷、扁豆、厚朴、黄连。

2. 卫营同病

症状：发热，微恶风寒，头痛，无汗或少汗，心烦不寐，口干但不甚渴饮，或见斑点隐隐，舌绛少苔，脉浮细数。

病机：暑热内郁营分，兼风热郁表，卫营同病。

治法：清营泄热，辛凉解表。

方药：银翘散加生地黄、丹皮、赤芍、麦冬方。

金银花、连翘、桔梗、薄荷、竹叶、荆芥、豆豉、桔梗、甘草、生地黄、丹皮、赤芍、麦冬。

伏暑邪在气分的辨治 ★★★

1. 暑湿郁阻少阳

症状：寒热如疟，身热午后较甚，入暮尤剧，天明得汗诸症稍减，但胸腹灼热不除，口渴心烦，脘痞，舌苔黄白而腻，脉弦数。

病机：暑湿阻于少阳，枢机不利。

治法：清泄少阳，和解化湿。

方药：蒿芩清胆汤。

青蒿、青子芩、淡竹茹、仙半夏、枳壳、陈皮、赤苓、碧玉散。

2. 暑湿夹滞，阻结肠道

症状：身热稽留，胸腹灼热，呕恶，便溏不爽，色黄如酱，苔黄垢腻，脉滑数。

病机：暑湿郁蒸气分，湿热与积滞胶结于肠腑。

治法：导滞通下，清暑化湿。

方药：枳实导滞汤。

小枳实、生大黄、山楂、槟榔、川朴、川连、六曲、连翘、紫草、木通、甘草。

3. 热炽阴伤

症状：高热不退，灼热无汗，口渴饮冷，心烦躁扰，小便短少不利，舌红，苔黄燥苍老，脉细数。

病机：暑炽阳明，化火灼津，阴液亏损，虚实夹杂。

治法：清热泻火，甘苦化阴。

方药：冬地三黄汤。

　　　麦冬、黄连、苇根汁、玄参、黄柏、银花露、细生地、黄芩、生甘草。

伏暑热在营血的辨治 ★★★

1. 热在心营，下移小肠

症状：身热夜甚，心烦不寐，口干但不甚渴饮，小便短赤热痛，舌绛，脉细数。

病机：心营热甚，下移小肠。

治法：清心凉营，清泻火腑。

方药：导赤清心汤。

　　　鲜生地、辰茯神、细木通、原麦冬、粉丹皮、益元散、淡竹叶、莲子心、辰砂染灯心。

2. 热闭心包，血络瘀滞

症状：身热夜甚，神昏肢厥，口干而漱水不欲咽，斑疹显露，斑色瘀紫，舌深绛或紫晦。

病机：热闭心包，血络瘀滞。

治法：凉血化瘀，开窍通络。

方药：犀地清络饮。

　　　犀角汁、粉丹皮、青连翘、淡竹沥、鲜生地、生赤芍、原桃仁、生姜汁。

3. 热瘀气脱

症状：身热面赤，皮肤、黏膜斑疹透发，心烦躁扰，四肢厥冷，大汗淋漓，舌绛而黯，脉虚数。

病机：暑邪内郁血分，热瘀互结，气阴两脱。

治法：凉血解毒化瘀，益气养阴固脱。

方药：犀角地黄汤合生脉散加味。

犀角、生地黄、丹皮、白芍、人参、麦冬、五味子。

伏暑肾气亏损，固摄失职的辨治★★★

症状：尿频尿多，甚或遗尿，口渴引饮，腰酸膝软，头晕耳鸣，舌淡，脉沉弱。

病机：肾气大伤，固摄失职，膀胱失约。

治法：温阳化气，益肾缩泉。

方药：右归丸合缩泉丸。

熟地黄、山药、山茱萸、枸杞、鹿角胶、菟丝子、杜仲、当归、肉桂、制附子、乌药、益智仁。

难点提示

1. 伏暑的发病特点

伏暑是发于秋冬季节，初起以内有暑湿或暑热见症、外有时令之邪客表为特征的一种急性外感热病。本病发生多为内外合邪，表里俱病，其里证的病机又有邪在气分与邪在营分之别。在气分者，多为暑湿郁蒸；在营分者，多以暑热证较为突出。本病起病急骤，病情较重，且缠绵难愈。

2. 伏暑的辨证要点

（1）辨伏邪之暑湿暑热

暑湿——高热，心烦，口渴，脘痞，舌红苔腻——区别暑与湿的轻重与转归。

暑热——高热，心烦，口干不甚渴饮，或斑点隐隐，舌绛苔少——分辨是否有入血动血、热瘀搏结、闭窍动风、伤阴耗气等病理变化。

（2）辨时邪之属寒属热

风寒之邪。

风热病邪。

（3）辨病发之在气在营

发于气分——暑湿郁伏——病位在少阳、脾胃、肠腑等，病情相对较轻。

发于营分——暑热郁伏——病位可涉及心包、小肠、肝肾和全身脉络。易深陷血分，病情相对较重。

3. 银翘散去牛蒡子、玄参加杏仁、滑石方与黄连香薷饮运用比较（表 12 - 1）

表 12 - 1　银翘散去牛蒡子、玄参加杏仁、滑石方与黄连香薷饮比较

	银翘散去牛蒡子、玄参加杏仁、滑石方	黄连香薷饮
共同点	两方均可清暑化湿，疏解表邪	
组方特点	银翘散去牛蒡子、玄参加杏仁、滑石	香薷饮加黄连

续表

	银翘散去牛蒡子、玄参加杏仁、滑石方	黄连香薷饮
适应证特点	暑湿郁阻气分，兼有风热外袭之证	伏暑卫气同病，风寒外束之证
用药	金银花、连翘、桔梗、薄荷、竹叶、荆芥、豆豉、桔梗、甘草、杏仁、飞滑石	香薷、扁豆、厚朴、黄连

4. 暑湿夹滞阻结肠道与阳明腑实的辨治（表 12-2）

表 12-2　暑湿夹滞阻结肠道与阳明腑实的辨治

	暑湿夹滞阻结肠道	阳明腑实
共同点	病位相同，均为邪与肠道积滞相搏结	
病机特点	暑湿之邪郁蒸气分，与肠中积滞相互胶结，传导失司	邪热与肠中燥屎相搏结，阻于肠道
适应证特点	便溏不爽，色黄如酱，其气秽臭，伴身热稽留，胸腹灼热，呕恶，苔黄垢腻，脉滑数	大便秘结，或纯利恶臭稀水，腹部胀满硬痛，伴日晡潮热，时有谵语，苔老黄而燥，脉沉实有力
治法特点	非一次攻下所能奏效，每须连续攻下，故使用攻下之剂宜轻、宜缓	急下存阴，苦寒峻下或咸寒软坚
停用下剂的指征	热退苔净，便硬成形	大便溏为邪已尽，不可再下
代表方剂	枳实导滞汤	调胃承气汤、大承气汤

5. "轻法频下"的理解

伏暑病暑湿夹滞，胶结肠腑，临床表现为身热稽留，胸腹灼热，呕恶，便溏不爽，色黄如酱，苔黄垢腻。暑湿夹滞之证，非阳明腑实，故不宜用三承气汤苦寒峻下或咸寒软坚。若误投承气峻下速下，不仅暑湿难以清化，且徒伤正气。又因本证为暑湿夹滞胶结肠腑，非一次攻下所能奏效，每须连续攻下，故使用攻下之剂宜轻、宜缓，即所谓"轻法频下"。临床运用轻下之剂往往至热退苔净，便硬成形，湿热积滞尽去方止。

第十三章 ▶秋 燥

★★★掌握秋燥主要证候的临床表现和治法方药。

★★熟悉秋燥的病因病机和传变特点。

★了解秋燥的辨治原则。

重点提示

秋燥的发病及病机演变★★

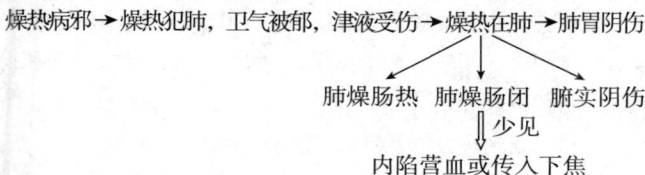

燥热病邪→燥热犯肺，卫气被郁，津液受伤→燥热在肺→肺胃阴伤

↓

肺燥肠热　肺燥肠闭　腑实阴伤

⇓少见

内陷营血或传入下焦

秋燥的诊断依据★★

1. 明显的季节性——多发于秋令燥热偏盛的初秋。

2. 初起症状——发病初起有发热恶寒、咳嗽等肺卫见症，同时伴有口、鼻、唇、咽、皮肤等津液干燥的征象。

3. 病情特点——本病的病变重心在肺，病情较轻，传变较少，后期以肺胃阴伤者为多，少有传入下焦者。

秋燥的治则治法★

1. 治则——滋润祛邪。

2. 治法

上燥治气——初起邪在肺卫——辛凉甘润——"治气"即为"治肺"。

中燥增液——燥热已炽，津伤尤甚——甘寒之品，补养胃阴，滋润肠液，清养并施。

下燥治血——燥热久羁，肝肾真阴易伤——甘寒、酸寒、咸寒之品滋养肝肾阴液。

3. 治禁

最忌苦燥伤阴。

秋燥邪犯肺卫的辨治★★★

症状：发热，微恶风寒，头痛，少汗，咳嗽少痰或吐黏痰，咳甚则声音嘶哑，咽干鼻燥，口渴，舌边尖红，苔薄白欠润，右寸脉数大。

病机：燥热病邪侵袭肺卫，肺气失宣，津液受伤。

治法：辛凉甘润，轻透肺卫。

方药：桑杏汤。

　　　桑叶、杏仁、沙参、象贝、香豉、栀皮、梨皮。

秋燥邪在气分的辨治★★★

1. 燥干清窍

症状：发热，口渴，耳鸣，目赤，龈肿，咽痛，苔薄黄而干，脉数。

病机：上焦气分燥热化火，上扰清窍。

治法：轻清宣透上焦燥热。

方药：翘荷汤。

　　　薄荷、连翘、生甘草、黑栀皮、桔梗、绿豆皮。

2. 燥热伤肺

症状：身热，心烦口渴，干咳无痰，气逆而喘，胸满胁痛，咽干鼻燥，苔薄白干燥或薄黄干燥，舌边尖红赤。

病机：肺经燥热化火，灼伤阴液。

治法：清肺泄热，养阴润燥。

方药：清燥救肺汤。

煅石膏、冬桑叶、甘草、人参、胡麻仁、真阿胶、麦冬、杏仁、枇杷叶。

3. 肺燥肠热，络伤咳血

症状：初病喉痒干咳，继则因咳甚而痰黏带血，胸胁牵痛，腹部灼热，大便泄泻，苔薄黄干燥，舌红，脉数。

病机：肺中燥热化火移肠，肺肠同病。

治法：清热止血，润肺清肠。

方药：阿胶黄芩汤。

东阿胶、青子芩、甜杏仁、生桑皮、生白芍、生甘草、鲜车前草、甘蔗梢。

4. 腑实阴伤

症状：身热，腹胀满，便秘，口干唇燥，或见谵语，苔黑干燥，脉沉细。

病机：燥热内结于阳明，阴液大伤。

治法：滋阴润燥，通腑泄热。

方药：调胃承气汤加鲜首乌、鲜生地、鲜石斛。

大黄、芒硝、甘草、鲜首乌、鲜生地、鲜石斛。

5. 肺燥肠闭

症状：咳嗽不爽而痰多，脘满腹胀，大便秘结，苔白而干，舌红。

病机：燥热伤肺，肺不布津，大肠失润，肺肠同病。

治法：肃肺化痰，润肠通便。

方药：五仁橘皮汤。

甜杏仁、松子仁、郁李净仁、原桃仁、柏子仁、广橘皮。

6. 肺胃阴伤

症状：身热不甚，干咳不已，口舌干燥而渴，舌红少苔，脉细。

病机：燥热渐退，肺胃阴液未复。

治法：甘凉滋润，清养肺胃。

方药：沙参麦冬汤，五汁饮。

　　　沙参、麦冬、桑叶、玉竹、扁豆、梨汁、荸荠汁、鲜苇根汁、麦冬汁、藕汁。

秋燥气营（血）两燔的辨治★

症状：身热，口渴，烦躁不安，甚或吐血、咯血、衄血，斑点隐隐或紫赤显露，舌绛，苔黄燥，脉数。

病机：气分燥热未解，深入营血。

治法：气营（血）两清。

方药：玉女煎去牛膝、熟地黄，加生地黄、玄参方。

　　　石膏、知母、玄参、生地黄、麦冬。

秋燥燥伤真阴的辨治★

症状：昼凉夜热，口干，或干咳，或不咳，甚则痉厥，舌干绛，脉虚。

病机：病在下焦，燥热耗伤真阴，邪少虚多。

治法：滋养肝肾，潜镇虚风。

方药：三甲复脉汤或小复脉汤。

　　　麦冬、炙甘草、鲜竹叶、北枣肉、枸杞、干地黄、生白芍、阿胶、麻仁、生牡蛎、生鳖甲、生龟甲。

难点提示

1. 秋燥的辨证要点

（1）初期辨温燥与凉燥——燥邪的性质有偏寒偏热之分，当辨温燥与凉燥。首先，据发病季节而辨，如在夏末秋初，秋阳以曝之时，感之者多病温燥；若是秋深冬初，西风肃杀之时，感之者多凉燥。再者从发热恶寒的孰轻孰重，口渴与否，痰质的稀稠，舌质的变化，对二者作出辨别。

（2）中期辨燥热所在病位——肺卫燥热不解，内传气分，肺脏必然首当其冲；若燥热聚于上焦，则上干头目清窍；燥热下移大肠，则见大便泄泻；或肺不布津于肠，则见大便秘结。

（3）后期辨邪正盛衰——一般而论，秋燥当于气分而愈。在气分证之后期，多呈肺胃阴伤的邪少虚多之候。

2. "上燥治气，中燥增液，下燥治血"治法的理解

"上燥治气，中燥增液，下燥治血"的治法，是针对秋燥初、中、末三期不同阶段治疗大法的高度概括。初期邪在肺卫，肺气宣肃失司，治宜辛凉宣肺透邪，润以甘寒养肺阴，肺气得宣，则肺可布津，燥可自解，"治气"即为"治肺"。病至中期，燥热已炽，津伤尤甚，以胃肠津液耗伤为主，治宜"增液"，以甘寒之品，补养胃阴，滋润肠液，清养并施。"下燥治血"是指病至后期，由于燥热久羁，往往易伤肝肾真阴，治宜甘寒、酸寒、咸寒之品滋养肝肾阴液，此处"治血"之意实非滋补阴血。

3. 治燥与治火的区别

燥性虽近于火，而又不同于火，所以治燥不同于治火。一般温热性质病邪在化热化火之后，常用苦寒清热泻火之法，重在直折炎势以救阴；而燥证的治疗则喜柔润，最忌苦燥，因苦寒药物多有化燥伤阴之弊。因此治火可用苦寒，治燥必用甘寒；火郁可以发，燥胜必用润；火可以直折，燥必用濡养。

4. 秋燥与风温的鉴别（表 13 – 1）

表 13 – 1 秋燥与风温的鉴别

鉴别要点	秋燥	风温
病因	燥热病邪	风热病邪
发病季节	初秋季节	一年四季，春冬为多
临床特点	发病初起有发热恶寒、咳嗽等肺卫见症，同时伴有口、鼻、唇、咽、皮肤等津液干燥的征象。病情较轻，传变较少	初起以表热证为主，津液干燥见症不如秋燥显著，且病情发展快，易发生逆传心包之变

5. 清燥救肺汤与麻杏石甘汤运用比较（表 13 – 2）

表 13 – 2 清燥救肺汤与麻杏石甘汤运用比较

	清燥救肺汤	麻杏石甘汤
共同点	两方均可治肺热咳喘的见证	
适应证病机	燥热化火，气阴两伤，属实中夹虚证	邪热壅盛，正气未伤

续表

	清燥救肺汤	麻杏石甘汤
组方特点	既要祛邪，又要扶正	重在清泄邪热
用药	煅石膏、冬桑叶、甘草、人参、胡麻仁、真阿胶、麦冬、杏仁、枇杷叶	麻黄、杏仁、石膏、甘草

6. 肺燥肠热证与肺燥肠闭证的辨治（表 13 – 3）

表 13 – 3　肺燥肠热证与肺燥肠闭证的辨治

	肺燥肠热	肺燥肠闭
共同点	病变部位都在肺与大肠	
病机特点	燥热化火，损伤肺络，移热大肠	肺有燥热，津液不布，液亏肠闭
逗应证特点	大便泄泻	大便秘结
治法特点	润肺清肠	润肠通便
方药	阿胶黄芩汤 东阿胶、青子芩、甜杏仁、生桑皮、生白芍、生甘草、鲜车前草、甘蔗梢	五仁橘皮汤 甜杏仁、松子仁、郁李净仁、原桃仁、柏子仁、广橘皮

第十四章 ▶ 大头瘟

★★★掌握大头瘟毒壅肺胃的辨治。

★★熟悉大头瘟其他主要证候的临床表现和治法方药。

★了解大头瘟的病因病机和辨治原则。

重点提示

大头瘟的发病及病机演变★

风热时毒 → 邪犯卫气，热毒充斥 → 气分热毒蒸迫肺胃

肺胃阴伤，毒邪未净 ← 邪毒攻窜头面，搏结脉络

大头瘟的诊断依据★

1. 发病季节——多发生于冬春季节。

2. 临床特征——头面肿毒征象突出。头面焮赤肿大为本病的特有体征。

3. 病情特点——病情以气分肺胃热毒蒸迫为主，少有深入营血。

大头瘟的治则治法★

1. 治则——疏风清热，解毒散结。

2. 治法

初起邪在卫表——疏风透邪为主，兼以解毒消肿。

邪传气分——毒壅肺胃，清热解毒为主，兼以疏风消肿；毒积肺胃，壅阻肠腑，清热透毒，攻下泄热；局部红肿严重，清热败毒，散结消肿。

后期热退津伤——滋养胃阴，清泄余毒。

大头瘟邪犯肺卫的辨治★★

症状：恶寒发热，热势不甚，无汗或少汗，头痛，头面

轻度红肿，全身酸楚，目赤，咽痛，口渴，舌苔薄黄，脉浮数。

病机：风热时毒侵犯肺卫。

治法：疏风透表，宣肺利咽。

方药：葱豉桔梗汤。

鲜葱白、淡豆豉、苦桔梗、苏薄荷、焦山栀、青连翘、甘草、鲜淡竹叶。

大头瘟毒壅肺胃的辨治★★★

症状：壮热口渴，烦躁不安，头面焮肿疼痛，咽喉疼痛加剧，舌红苔黄，脉数实。

病机：肺胃热毒炽盛，上攻头面。

治法：清热解毒，疏风消肿。

方药：内服普济消毒饮，外敷三黄二香散。

黄芩、黄连、陈皮、甘草、玄参、柴胡、桔梗、连翘、板蓝根、马勃、牛蒡子、薄荷、僵蚕、升麻。

大头瘟毒炽肺胃，邪壅肠腑的辨治★★

症状：身热如焚，气粗而促，烦躁口渴，咽痛，目赤，头面及两耳上下前后焮赤肿痛，大便秘结，小便短赤，舌红苔黄，脉数。

病机：风热时毒内壅肺胃，结于肠腑。

治法：清透热毒，攻下泄热。

方药：内服通圣消毒散，外敷三黄二香散。

荆芥、防风、川芎、白芷、金银花、连翘、牛蒡、

薄荷、焦栀、滑石、风化硝、酒炒生锦纹、苦桔
梗、生甘草。

大头瘟胃阴耗伤的辨治 ★★

症状：身热已退，头面焮肿消失，口渴欲饮，不欲食，
咽干，目干涩，唇干红，舌红少津，无苔或少苔，脉细数。

病机：肺胃热毒已解，津液受伤。

治法：滋养胃阴。

方药：七鲜育阴汤。

鲜生地、鲜石斛、鲜茅根、鲜稻穗、鲜鸭梨汁、
鲜蔗汁、鲜枇杷叶。

难点提示

1. 大头瘟的辨证要点

（1）辨病变部位——病发于阳明者，先肿于鼻额，以至
于面目肿甚；病发于少阳者，发于耳之上下前后并头目；病
发于太阳者，发于前额、头顶及脑后项下；三阳俱病者，发
于头、耳、目、鼻。

（2）辨肿痛特征——肿胀处发硬，肌肤焮红灼热，热毒
较甚；肿胀伴疱疹糜烂，热邪夹湿毒秽浊。

（3）辨病程阶段——伴见恶寒发热者，病在卫分；若憎
寒壮热，或但热不寒，烦躁口渴，病在气分；神昏谵语，肌
肤有瘀斑，则为热入营血。

2. 普济消毒饮中柴胡、升麻的运用

吴鞠通认为大头瘟为升腾飞越太过之病，治疗时不应再

用升散之品，故其在《温病条辨》中提出运用普济消毒饮时当去柴胡、升麻。但柴胡、升麻在方中既能疏表泄热，又可引药入少阳经，且升麻尚有清热解毒之功，故一般不必去之。

3. 普济消毒饮中黄芩、黄连的运用

黄芩、黄连为苦寒之品，虽有清热解毒之功，但也有凉遏病邪之弊。而大头瘟初起，卫表邪热未解，过用寒凉易致病邪郁遏难散。但中期热毒炽盛，治应大剂清热解毒，非黄芩、黄连苦寒清热莫属。故吴鞠通提出"初起一二日，再去芩、连，三四日加之佳"。

第十五章 ▶ 烂喉痧

★★★掌握烂喉痧毒壅气分、毒燔气营（血）的辨治。
★★熟悉烂喉痧其他主要证候的临床表现和治法方药。
★了解烂喉痧的病因病机和辨治原则。

重点提示

烂喉痧的发病及病机演变 ★

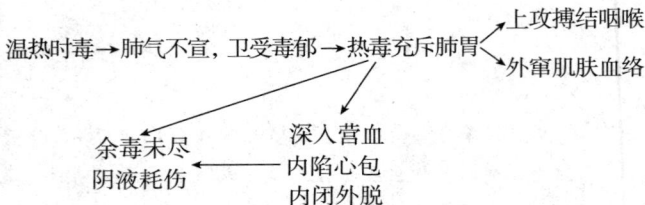

温热时毒→肺气不宣，卫受毒郁→热毒充斥肺胃

　上攻搏结咽喉
　外窜肌肤血络

余毒未尽
阴液耗伤　←　深入营血
　　　　　　　内陷心包
　　　　　　　内闭外脱

烂喉痧的诊断依据 ★

1. 发病季节——多发生于冬春二季。

2. 临床特征——起病急骤，具有急性发热，咽喉肿痛糜烂，肌肤布满丹痧，舌红绛或紫绛起刺状如杨梅等典型的临床表现。

3. 皮疹特点——多数患者在发病后 12 ~ 24 小时内出现丹痧，最早见于颈部、腋下及腹股沟，从颈胸、躯干再蔓延到四肢，一般在 24 小时内遍布全身。皮疹为弥漫性红色小点，疹点之间呈一片红晕。当丹痧遍布全身后，发热便逐渐降退。丹痧消退后有脱屑，但无色斑痕迹。

烂喉痧的治则治法 ★

1. 治则——清泄热毒。

2. 治法
初起——透表解毒——"烂喉丹痧以畅汗为第一要义"。

中期——热毒壅结气分，清气解毒；热毒内陷营血，清气凉营（血）解毒；热毒化火动风或内闭外脱，先予清心开窍息风，扶正固脱，而后再清气凉营（血）解毒。

后期——余毒伤阴——养阴解毒。

烂喉痧毒侵肺卫的辨治 ★★

症状：初起憎寒发热，继则壮热烦渴，咽喉红肿疼痛，甚或溃烂，肌肤丹痧隐约，舌红赤，或有珠状突起，苔薄白欠润，脉浮数。

病机：温热时毒外袭肌表，内侵肺胃。

治法：透表泄热，清咽解毒。

方药：内服清咽栀豉汤，外用玉钥匙吹喉。

生山栀、香豆豉、金银花、苏薄荷、牛蒡子、粉甘草、蝉蜕、白僵蚕、乌犀角、连翘壳、苦桔梗、马勃、芦根、灯心、竹叶。

烂喉痧毒壅气分的辨治 ★★★

症状：壮热，口渴，烦躁，咽喉红肿疼痛，甚则腐烂，肌肤丹痧显露，舌红赤有珠、苔黄燥、脉洪数。

病机：肺胃邪热渐盛，热毒壅结气分。

治法：清气解毒。

方药：内服余氏清心凉膈散，外用锡类散吹喉。

连翘、黄芩、山栀、薄荷、石膏、桔梗、甘草、竹叶。

烂喉痧毒燔气营（血）的辨治★★★

症状：咽喉红肿糜烂，甚则气道阻塞，声哑气急，丹痧密布，红晕如斑，赤紫成片，壮热，汗多，口渴，烦躁，舌绛干燥，遍起芒刺，状如杨梅，脉细数。

病机：邪毒化火，燔灼气营（血）。

治法：清气凉营（血），解毒救阴。

方药：内服凉营清气汤，外用珠黄散。

犀角尖、鲜石斛、黑山栀、牡丹皮、鲜生地、薄荷叶、川雅连、赤芍、京玄参、生石膏、生甘草、连翘壳、鲜竹叶、茅根、芦根。

烂喉痧余毒伤阴的辨治★★

症状：咽喉腐烂渐减，但仍疼痛，肌肤丹痧渐退，并陆续脱屑，壮热已除，惟午后仍有低热，口干唇燥，舌红而干，脉细数。

病机：热毒已减未净，肺胃阴伤未复。

治法：滋阴生津，兼除余热。

方药：清咽养营汤。

西洋参、大生地、抱木茯神、大麦冬、大白芍、嘉定花粉、天冬、玄参、肥知母、炙甘草。

难点提示

1. 如何判断烂喉痧的顺逆

凡痧疹颗粒分明，颜色红活，咽喉糜烂不深，神清气爽，

热势随痧疹出齐而下降，呼吸亦趋平稳，脉浮数有力者，为
正能胜邪，温热时毒有外达之机，属顺证；若痧疹稠密，甚
至融合成片，颜色紫赤，或急现急隐，咽喉糜烂较深，热势
亢盛，身热不降或骤然降于正常之下，神昏谵语，呼吸不利，
脉细数无力者，为正不胜邪，邪毒内陷，属于逆证。

2. "烂喉丹痧以畅汗为第一要义"的理解

近代名医丁甘仁治疗烂喉痧提出了"以畅汗为第一要义"
的治疗思想。所谓畅汗，是以辛凉清透为法，使表气通畅，
热达腠开，从而达到邪从汗透、热随汗泄的目的。即以汗出
通畅作为邪热外透的标志，所以又有得汗则安的说法。但临
床运用时，切不可把汗出作为目的，滥用辛温升托之品以强
取其汗，以免助热伤阴。

第十六章 ▶ 温 疫

★★★掌握升降散、达原饮、清瘟败毒饮的临床运用。

★★熟悉温疫其他主要证候的临床表现和治法方药。

★了解温疫的病因病机和辨治原则。

重点提示

温疫的发病与病机演变★

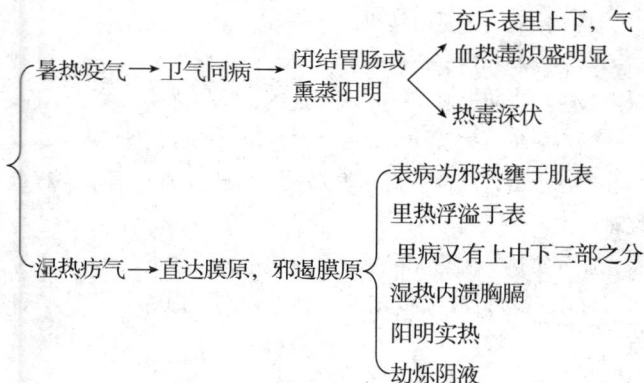

```
         暑热疫气 → 卫气同病 → 闭结胃肠或    ↗ 充斥表里上下，气
                              熏蒸阳明       血热毒炽盛明显
                                          ↘ 热毒深伏
                                          ┌ 表病为邪热壅于肌表
                                          │ 里热浮溢于表
         湿热疠气 → 直达膜原，邪遏膜原      │ 里病又有上中下三部之分
                                          │ 湿热内溃胸膈
                                          │ 阳明实热
                                          └ 劫烁阴液
```

温疫的辨病依据★

1. 发病特点——起病急骤，初起或见发热恶寒，头身疼痛，口渴心烦等卫气同病证候；或见憎寒壮热，继则但热不寒，苔白如积粉，舌质红绛等邪伏膜原之症；或见身大热，头痛如劈，吐泻腹痛，或吐衄发斑，舌绛苔焦，脉浮大而数等热毒充斥内外之象。

2. 临床特征——传变迅速，症状复杂，病情凶险。可在短时间内出现闭窍神昏、动风痉厥、伤络动血、喘急、厥脱、尿闭等危重证候。

3. 流行特征——有强烈的传染性，易发生流行，在一个短时期内即有较多的人患病。应注意有无与温疫患者接触史。

温疫的治则治法 ★

1. 治则——祛邪为第一要义。

2. 治法

卫气同病——透表清里。

温热疫邪充斥三焦——升清降浊，透泄里热。

湿热疫毒阻遏膜原——疏利透达，辟秽化浊。

阳明热炽，迫及营血——清胃解毒，凉血化斑。

邪毒炽盛，气营（血）两燔——气营（血）两清，解毒化斑。

血分实热，血热妄行——清热解毒，凉血止血。

毒陷心包，肝风内动——清心开窍，凉血解毒，平肝息风。

正气暴脱——益气固脱，回阳救逆。

正衰邪恋——扶正祛邪，活血通络。

温疫卫气同病的辨治 ★★

症状：发热恶寒，无汗或有汗，头痛项强，肢体酸痛，口渴唇焦，恶心呕吐，腹胀便结，或见精神不振、嗜睡，或烦躁不安，舌边尖红，苔微黄或黄燥，脉浮数或洪数。

病机：疫邪充斥表里，卫气同病。

治法：透表清里。

方药：增损双解散。

僵蚕、滑石、蝉蜕、姜黄、防风、薄荷叶、荆芥穗、当归、白芍、黄连、连翘、栀子、黄芩、桔梗、大黄、芒硝、石膏、甘草。

温疫温热疫邪充斥三焦的辨治★★★

症状：壮热不恶寒反恶热，头痛目眩，身痛，鼻干咽燥，口干口苦，烦渴引饮，胸膈胀满，心腹疼痛，大便干结，小便短赤，舌红苔黄，脉洪滑。

病机：温热疫邪怫郁于里，由里外发，充斥三焦。

治法：升清降浊，透泄里热。

方药：升降散。

　　白僵蚕、全蝉蜕、广姜黄、川大黄。

温疫湿热疫毒阻遏膜原证的辨治★★★

症状：初起畏寒（或寒战）壮热，继而但热不寒，头痛且重，面目红赤，疹粒显现，肢体沉重酸楚，纳呆，胸脘痞闷，呕逆或呕吐，秽气喷人，腹满胀痛，腹泻或便秘，小便短赤，舌红绛，苔白厚腻浊或白如积粉，脉濡数。

病机：湿热疠毒疫邪郁遏膜原，困阻气机。

治法：疏利透达，辟秽化浊。

方药：达原饮。

　　槟榔、厚朴、草果、知母、白芍、黄芩。

温疫阳明热炽，迫及营血证的辨治★★

症状：壮热日晡益甚，口渴引饮，烦躁不宁，或腹满便秘，斑色红赤，甚或紫黑，初见于胸膺部，迅速发展至背、腹及四肢等处，舌红，苔黄燥，甚或干裂，脉洪大或沉实。

病机：感受暑热疫疠毒邪，直传阳明胃腑，阳明热炽，迫及营血。

治法：清胃解毒，凉血化斑。

方药：化斑汤。

石膏、知母、犀角、玄参。

温疫邪毒炽盛，气营（血）两燔证的辨治★★★

症状：起病急骤，壮热，头痛如劈，两目昏瞀，骨节烦痛，身如被杖，或狂躁谵妄，口渴引饮，或惊厥抽搐，或吐血衄血，斑色深紫，疏密不匀，舌绛苔焦或生芒刺，脉浮大而数或沉细而数。

病机：邪毒充斥内外，气营（血）两燔。

治法：气营（血）两清，解毒化斑。

方药：清瘟败毒饮。

石膏、知母、犀角、生地黄、玄参、丹皮、赤芍、黄连、黄芩、栀子、连翘、竹叶、桔梗、甘草。

温疫血分实热，血热妄行证的辨治★★

症状：身热，心烦失眠，斑疹连结成片，颜色紫赤，或兼有鼻衄、齿衄、便血，舌深绛紫黯，脉数。

病机：疫毒侵入血分，迫血妄行。

治法：清热解毒，凉血止血。

方药：犀角地黄汤。

生地黄、生白芍、丹皮、犀角。

温疫毒陷心包，肝风内动证的辨治★★

症状：身灼热，肢厥，神昏谵语或昏愦不语，颈项强直，牙关紧闭，两目上视，手足抽搐，呕吐频作，斑疹紫黑，舌质红绛，脉细数。

病机：邪毒内陷心包，肝风内动。

治法：清心开窍，凉血解毒，平肝息风。

方药：清宫汤合羚角钩藤汤。

羚羊角、钩藤、菊花、桑叶、鲜生地黄、生白芍、茯神、川贝母、竹茹、玄参心、莲子心、竹叶卷心、连翘心、犀角尖、连心麦冬。

温疫正气暴脱证的辨治★★

症状：身热骤降，面色苍白，气短息微，大汗不止，四肢湿冷，心烦不安或神昏谵语，斑疹暗晦或突然隐退，或见各种出血，舌质淡，脉微欲绝。

病机：疫毒亢极，阳气外脱，或因出血过多，气血逆乱，正气暴脱。

治法：益气固脱，回阳救逆。

方药：生脉散或四逆汤。

人参、麦冬、五味子、附子、干姜。

温疫正衰邪恋证的辨治★★

症状：低热，口不渴，默默不语，神识不清，或胁下刺痛，或肢体时疼，脉数。

病机：多见于素有内伤，复感疠气，或疫病日久不解，气钝血滞而疠气不得外泄，深入厥阴，络脉凝滞。

治法：扶正祛邪，活血通络。

方药：三甲散。

鳖甲、龟甲、穿山甲、僵蚕、蝉蜕、白芍、当归、土鳖虫。

难点提示

1. 升降散的配伍特点

本方以僵蚕为君，蝉蜕为臣，姜黄为佐，大黄为使，米酒为引，蜂蜜为导，六法具备。僵蚕味辛苦气薄，得天地清化之气，轻浮而升阳中之阳；蝉蜕气寒味咸且甘，为清虚之品，能祛风涤热；姜黄气味辛苦大寒，行气散郁辟疫；大黄大寒无毒，上下通行，能泻火；米酒性大热，味辛苦而甘，上行头面，下达足膝，外周毛孔，内通脏腑经络，驱逐邪气，无处不到；蜂蜜甘平，其性大凉，能清热润燥。全方合用，僵蚕、蝉蜕，升阳中之清阳；姜黄、大黄，降阴中之浊阴，一升一降，内外通和，内蕴之火毒可消。杨栗山用本方治疗"表里三焦大热，其证治不可名状者"，推其为治温疫之总方。

2. 达原饮的配伍特点

湿热疠气遏伏膜原，邪不在表，一般忌用汗散，尚未入里，又不宜苦泄。方中槟榔、厚朴、草果温运流畅气机，疏其郁滞，三味力专直达病所，促使疠气溃败，速离膜原；知母、芍药和营血而护阴；黄芩泄蕴热；甘草和中，共奏疏利透达之功效。

3. 清瘟败毒饮的配伍特点

清瘟败毒饮由白虎汤、凉膈散、黄连解毒汤及犀角地黄汤四方组合而成，具有诸方协同作用。方中石膏、知母大清阳明气热，清热保津；犀角、生地黄、玄参、丹皮、赤芍等清营凉血解毒；黄连、黄芩、栀子、连翘泻火解毒；竹叶清心除烦；桔梗载药上行，开宣肺气，畅达气机以促药力；甘草解毒利咽。诸药合用,清气解毒凉血,故名清瘟败毒饮。病情紧急者,可昼夜连续服用,使药力接续不断,直至热毒亢盛之势减退。余师愚将方中石膏、生地黄、黄连、犀角四味依病证轻重而有大、中、小用量的不同,以适应热毒内盛的不同证候。同时,强调重用石膏,体现"甚者先平"治疗思想,使诸经之火无不自安。

4. 关于温疫、暑热疫及湿热疫

温疫:感受疫疠毒邪引起的一类急性外感热病,以急骤起病,传变迅速,病情凶险,具有较强的传染性,并能引起流行为主要特征。

暑热疫:由暑热疠气所引起的急性外感热病。其特点为初起即见热毒燔炽阳明,充斥表里、上下、内外,甚至卫气营血几个阶段证候并见,临床常见高热、头痛、身痛、斑疹、出血,甚至昏谵、痉厥等一派热毒极盛的表现。

湿热疫:由湿热疠气引起的急性外感热病,以夏季和热带多雨水地区多见。其特点为初起以疠气遏伏膜原的表现为主要证候,临床常见寒热交作、苔白厚腻如积粉等表现。

第十七章 ▪▶ 疟　疾

★★★掌握正疟、劳疟、疟母的辨治。

★★熟悉疟疾其他主要证候的临床表现和治法方药。

★了解疟疾的病因病机和辨治原则。

重点提示

疟疾的病因发病及病机演变 ★

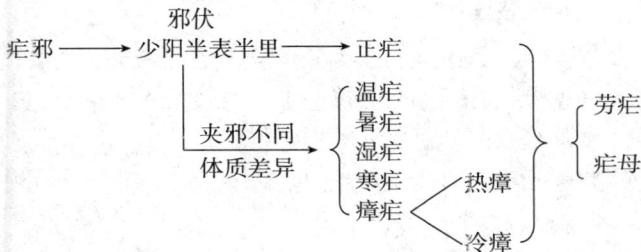

```
                  邪伏
疟邪 ──────→ 少阳半表半里 ──────→ 正疟
                                        温疟  ⎫           ⎫
                                        暑疟  ⎪           ⎪
                  夹邪不同              湿疟  ⎬           ⎬  劳疟
                  体质差异              寒疟  ⎪    热瘴   ⎪
                                        瘴疟  ⎭  ╱       ⎬  疟母
                                              ╲          ⎭
                                                冷瘴
```

疟疾的辨病依据 ★

1. 发病季节——本病一年四季均可发病，但以夏秋季节为多见。

2. 典型症状——依次出现寒战、高热、汗出、热退身凉，并呈周期性发作，休作定时，或每日一发，或间日一发，或三日一发。

3. 地域分布——间日发者在全国各地均有；瘴疟则多发于岭南地区及我国西南部。

疟疾的治则治法 ★

1. 治则——祛邪截疟。

2. 治法

温疟——兼清。

寒疟——兼温。

瘴疟——宜解毒除瘴。

劳疟——扶正为主，佐以截疟。

疟母——祛瘀化痰软坚。

正疟的辨治★★★

证候：初起呵欠乏力，肢体酸楚，继则寒栗鼓颔，寒罢则内外皆热，头痛面赤，口渴引饮，终则遍身汗出淋漓，热退身凉，舌红，苔薄白或黄腻，脉弦。

病机：疟邪伏于少阳半表半里，出入营卫。

治法：祛邪截疟，和解表里。

方药：小柴胡汤。

柴胡、黄芩、半夏、人参、炙甘草、生姜、大枣。

温疟的辨治★★

证候：热多寒少，或但热而无寒，头痛，骨节痠疼，手足热，少气烦冤，口渴引饮，欲呕，舌红，苔黄，脉弦数。

病机：素体阳盛，疟邪兼暑邪内蕴。

治法：清热和解达邪。

方药：白虎加桂枝汤。

石膏、知母、炙甘草、粳米、桂枝。

暑疟的辨治★★

证候：热甚寒轻，胸闷泛恶，口渴，尿黄赤，舌红，苔黄腻，脉弦数。

病机：暑湿内蕴。

治法：和解少阳，清利湿热。

方药：蒿芩清胆汤。

青蒿、竹茹、半夏、茯苓、黄芩、枳壳、陈皮、碧玉散。

湿疟的辨治★★

证候：寒热定时发作，身热不扬，汗出不畅，胸脘痞闷，呕恶纳呆，疲乏困重，口渴不欲饮，便溏，舌苔滑腻，脉弦缓。

病机：疟邪夹湿。

治法：燥湿化浊，祛邪截疟。

方药：厚朴草果汤。

厚朴、杏仁、草果、半夏、茯苓、陈皮。

寒疟的辨治★★

证候：寒热定时而发，寒多热少，口不渴，头痛、肢体疼痛，胸脘痞闷，欲吐不吐，舌苔白腻，脉弦紧。

病机：素体阳虚，复感疟邪内伏，或兼感寒邪。

治法：散寒截疟，和解祛邪。

方药：柴胡桂枝干姜汤。

柴胡、桂枝、干姜、瓜蒌根、黄芩、牡蛎、炙甘草。

瘴疟的辨治★★

1. 热瘴

证候：寒微热甚，或壮热不寒，头痛，肢体烦疼，面红目赤，胸闷呕吐，烦渴饮冷，大便秘结，小便热赤，甚至神昏谵语。舌质红绛，苔黄腻或垢黑，脉洪数或弦数。

　　病机：感受火热瘴毒，热毒内蕴，邪热内盛。

　　治法：清热辟秽解毒。

　　方药：清瘴汤。

　　　　　青蒿、柴胡、茯苓、知母、陈皮、半夏、黄芩、
　　　　　黄连、枳实、常山、竹茹、益元散。

　　2. 冷瘴

　　证候：寒甚热微，或但寒不热，或呕吐腹泻，甚则神昏
不语，苔白厚腻，脉弦。

　　病机：素体阳虚，感受湿浊瘴毒，湿浊从寒化，壅遏
三焦。

　　治法：散寒辟秽，解毒除瘴。

　　方药：不换金正气散。

　　　　　厚朴、藿香、甘草、半夏、苍术、陈皮。

劳疟的辨治★★★

　　证候：倦怠乏力，短气懒言，食少，面色萎黄，形体消
瘦，遇劳则复发，寒热时作，舌质淡，脉细无力。

　　病机：疟疾日久不愈，疟邪盘踞于里，气血亏虚。

　　治法：益气养血，扶正祛邪。

　　方药：祛劳汤合何人饮。

　　　　　柴胡、常山、鳖甲、知母、青蒿、甘草、枳壳、桂
　　　　　枝、木香、何首乌、人参、当归、陈皮、煨姜

疟母的辨治★★★

　　证候：久疟不愈，胁下结块，触之有形，按之压痛，或

胁肋胀痛，舌质紫黯，有瘀斑，脉细涩。

病机：久疟不愈，气机郁滞，血行不畅，瘀血痰浊结于胁下。

治法：软坚散结，祛瘀化痰。

方药：鳖甲煎丸。

　　　　鳖甲、射干、黄芩、柴胡、鼠妇、干姜、大黄、芍药、桂枝、葶苈子、石韦、厚朴、牡丹、瞿麦、紫葳、半夏、人参、地鳖虫、阿胶、炒蜂房、赤硝、蜣螂、桃仁。

难点提示

关于正疟、温疟、瘴疟、劳疟和疟母

正疟：是疟疾的一种，以寒热往来、休作定时为典型表现。

温疟：是疟疾的一种，发病时以阳热亢盛为主要特点。

瘴疟：发生于岭南山瘴之地的一种疟疾，以发病急重为主要特点，又称瘴毒。

劳疟：是疟疾的一种，为疟疾反复发作，日久不愈，耗伤气血而致正虚邪恋，每遇劳而发。

疟母：疟疾久发，邪阻日久而致气血运行不畅，瘀血积于左胁下而形成的痞块。

第十八章 ▶ 霍 乱

★★熟悉霍乱主要证候的临床表现和治法方药。
★了解霍乱的病因病机和辨治原则。

重点提示

霍乱的发病与病机演变 ★

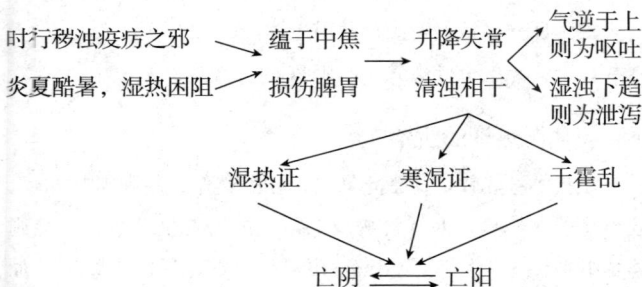

时行秽浊疫疠之邪 → 蕴于中焦 → 升降失常 ↗ 气逆于上则为呕吐

炎夏酷暑，湿热困阻 → 损伤脾胃 → 清浊相干 ↘ 湿浊下趋则为泄泻

湿热证　寒湿证　干霍乱

亡阴 ⇐⇒ 亡阳

霍乱的辨病依据 ★

1. 发病季节——一年四季均可发生，多发于夏秋季节。

2. 临床特征——起病急骤，来势凶猛，热势不甚，一病即见上吐下泻。呕吐呈喷射状。泄泻每日 4 次以上，多则达数十次，特别是出现清水样、米汤样或血水样的水样便，多为无痛性，可伴腹部肌肉或小腿肌肉痉挛等表现。迅速出现脱水者，尤应高度重视本病的可能。

3. 流行特征——在流行期间与确诊为霍乱的病人有密切接触史者或来自疫区者，如出现上吐下泻者，应注意本病的可能。

霍乱的治则治法 ★

1. 治则——辟秽解毒，宣通气机。

2. 治法

湿热证——清热化湿，辟秽化浊。

寒湿证——温中散寒，芳化湿浊。

干霍乱——利气宣滞，辟秽解毒。

亡阴证——益气养阴，救逆生津。

亡阳证——益气固脱，回阳救逆。

霍乱湿热证的辨治★★

症状：身热较重，暴吐暴泻，吐泻交作，甚则呕吐如喷，吐出物酸腐热臭，混有食物或黏液，泻出物呈黄水样，甚则如米泔水样，热臭难闻，头身疼痛，心烦，口渴，腹中绞痛阵作，甚则转筋，小便黄赤灼热，舌苔黄腻，脉象濡数。

病机：暑湿秽浊乱于肠胃，气机逆乱，清浊相干，升降失司

治法：清热化湿，辟秽化浊。

方药：蚕矢汤或燃照汤。

　　　　晚蚕砂、薏苡仁、大豆黄卷、木瓜、黄连、制半
　　　　夏、黄芩、通草、焦山栀、吴茱萸、滑石、炒豆
　　　　豉、焦山栀、佩兰、制厚朴。

霍乱寒湿证的辨治★★

症状：恶寒发热，恶寒重发热轻，头身疼痛，突发吐泻交作，吐出物如清水样，或如米泔水样，泻出淡黄色稀便，甚则如米泔水样，不甚臭秽，腹不痛，或有冷痛，喜温喜按，口不渴或渴喜热饮，胸脘痞闷，四肢清冷，苔白而浊腻，舌淡，脉象濡弱。

病机：寒湿内侵，中阳郁遏或阳气受伤。

治法：温中散寒，芳化湿浊。

方药：藿香正气散或附子理中丸。

> 藿香、苏叶、白芷、大腹皮、茯苓、白术、半夏曲、陈皮（去白）、厚朴、桔梗、干姜（炮）、甘草（炙）、黑附子。

干霍乱的辨治 ★★

症状：卒然腹中绞痛，痛甚如刀劈，欲吐不得吐，欲泻不得泻，身热，烦躁闷乱，甚则面色青惨，昏愦如迷，四肢逆冷，头汗如雨，舌淡苔白，脉象沉伏。

病机：夏暑秽浊疫疠之邪，阻遏中焦，窒塞气机，升降格拒，上下不通。

治法：利气宣滞，辟秽解毒。

方药：玉枢丹或行军散加减。

霍乱亡阴证的辨治 ★★

症状：吐泻并作不止，吐泻物如米泔水样，疲软无力，目眶凹陷，指螺皱瘪，声嘶，面色苍白，心烦，口渴引饮，呼吸短促，尿少尿闭，舌质干红，脉象细数。

病机：吐泻交作不止，阴津亡失太过。

治法：益气养阴，救逆生津。

方药：生脉散或大定风珠。

> 人参、麦冬、五味子、炙甘草、干地黄、生白芍、麦冬、阿胶、麻仁、生牡蛎、生鳖甲、生龟甲、鸡子黄。

霍乱亡阳证的辨治 ★★

症状：吐泻交作不止，四肢厥冷，汗出身凉，呼吸微弱，语声低怯，畏寒倦卧，精神委靡，舌质淡白，脉象沉细，甚则细微欲绝。

病机：吐泻交作不止，阴液亡失太过，阳随阴脱。

治法：益气固脱，回阳救逆。

方药：通脉四逆加猪胆汤或参附汤。

人参、干姜、附子、猪胆汁。

难点提示

关于霍乱、吊脚痧和绞肠痧

霍乱：霍乱是感受时行秽浊疫疠之邪，随饮食侵入人体胃肠而引起的一种急性疫病。以起病急骤、上吐下泻、发热、腹痛不甚为临床特征。本病四季均有发生，但以夏秋季节为多。因发病急骤，病势凶险，病变常在顷刻之间挥霍撩乱，故名霍乱。

吊脚痧：即霍乱转筋，因霍乱吐泻太甚而致阴津大量耗伤，筋脉失于濡养，引起下肢肌肉痉挛，故称吊脚痧。

绞肠痧：即指干霍乱，夏暑秽浊疫疠之邪，阻遏中焦，窒塞气机，升降格拒，上下不通，导致卒然腹中绞痛，痛甚如刀劈，欲吐不得吐，欲泻不得泻，身热，烦躁闷乱，甚则面色青惨，昏愦如迷，四肢逆冷，头汗如雨，舌淡苔白，脉象沉伏。因其腹中绞痛明显，故称绞肠痧。

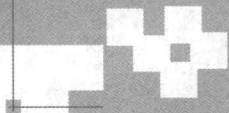

下 篇

第十九章 ▶ 叶天士《温热论》

★★★掌握原文 1~10 条

★★熟悉《温热论》中关于辨舌、辨斑疹的论述

★了解《温热论》对验齿、辨白痦及妇人病温的论述

重点提示

温病证治总纲（原文1）★★★

1. 病因——温邪。

2. 感邪途径——上受——从口鼻而入。

3. 初发病位——首先犯肺。

4. 传变趋势

顺传：上焦肺卫之邪下传中焦阳明气分。

逆传：肺卫之邪不得外解，不经阳明气分而直接内陷心包，造成病情在短期内急剧转化，病势重险。是相对于顺传而言。

5. 与伤寒治法的区别——伤寒初起：辛温解表；温病初起：辛凉解表。

卫气营血病机的浅深层次（原文8）★★★

卫——温病初起邪在肺卫，病情轻浅

↓

气——继而入里传至气分，病情较重

↓

营——深入营分，病情更重

↓

血——最后陷入血分，则病情最重，病位最深

卫气营血治则（原文8）★★★

1. 卫——汗之可也——辛凉透达，透邪外出。忌用辛温或寒凉太过。

2. 气——才可清气——清气泄热，但不可早用。

3. 营——透热转气——清营为主，伍用透泄，使营热透转气分而解。

4. 血——凉血散血——凉血养阴，活血散血。

温病邪在肺卫的治法（原文2）★★★

1. 温病邪在肺卫——辛凉轻剂。

2. 夹风——透风于热外——薄荷、牛蒡子。

3. 夹湿——渗湿于热下——芦根、滑石。

温病与伤寒传变的区别（原文2、3）★★★

1. 温热类温病与伤寒

伤寒——感受寒邪，寒为阴邪，其性凝滞——初起病邪常留恋在表，寒郁逐步化热入里而转化为里热证——需时较长。

温热——感受温邪，热变最速——初起邪热在表，传变迅速，可即刻入里，甚者逆传心包，致病情骤变——发展较快。

2. 湿热类温病与伤寒

伤寒——伤寒初起留恋在表，然后化热入里，可传入少阳、阳明、三阴，病情多变。

湿热——湿热一证，因湿邪黏腻，转化较慢，其证在较长时间内往往无显著变化。

温邪流连气分的治疗大法（原文6）★★★

温邪流连气分——气分邪热既不外解，又未入营——邪未去而正未衰，邪正相持——治疗可通过战汗来透达邪气——"法宜益胃"——用轻清之品清气生津，宣展气机，并灌溉汤水，使能作汗，经过汗出，宣通腠理，使邪热随汗出透达于外。

战汗的辨治（原文6）★★★

1. 临床表现——先全身战栗，甚或肢冷脉伏，战后不久，全身大汗。

2. 病机——邪气流连气分已久，正气未虚，犹能奋起驱邪，邪正剧争所致。

3. 转归

顺证：战后汗出热退，但见肢冷，倦卧不语，脉虚软和缓——暂时性阳虚，待阳气来复，自可恢复。

脱证：战后脉疾，躁扰不卧，肢冷而仍汗出不止——正气大伤欲脱，预后不良。

邪盛正虚：一战不解，或转而复热——需待一二日再作战汗而愈。

4. 护理——须保持环境安静，安舒静卧，利于阳气自复，万不可频繁呼唤，扰乱元神，不利于正气恢复。

邪留三焦的辨治（原文7）★★★

1. 病因——湿热之邪。

2. 病机——邪留三焦，则湿阻热郁，气机郁滞，水道不利。

3. 症状——寒热起伏，胸满腹胀。

4. 治法——分消走泄——杏、朴、苓或温胆汤宣上、畅中、渗下，使痰湿从上、中、下三焦分而消之。

5. 转归——治疗得法，气机宣通，痰湿得化，分消祛邪而愈；可通过战汗，令邪与汗并，战汗驱邪而出；或通过转为寒热往来如疟状，逐渐外达而解；也可转为里结阳明证。

温病下法与伤寒下法的区别运用（原文10，表19－1）★★★

表 19－1　温病下法与伤寒下法的区别

	适应证	治法	使用注意点
伤寒下法	阳明腑实证	下之宜猛，急下存阴	伤寒下法以见大便溏为腑实已尽，不可再下
温病下法	湿热结滞证	下之宜轻，轻法频下	湿性黏腻重浊，非能速化，可一下再下，必待大便转硬，为邪尽的标志，不可再下，"以粪燥为无湿矣"

苦泄法与开泄法的区别运用（原文11、12，表19-2）★★★

表19-2 苦泄法与开泄法的区别

	苦泄法	开泄法
含 义	指对湿热痰浊互结，主用苦寒泄降之品，因其入腹已近，以泄为顺	指对湿阻气滞者，当用轻苦微辛之品理气宣通化湿
适应证	湿热或痰热阻于胸脘，气机郁滞（湿已化热）	中焦湿阻气滞（湿未化热）
治 法	苦寒清化泄降	轻苦微辛，流气化湿
药 物	小陷胸汤或泻心汤	杏仁、蔻仁、橘皮、桔梗

湿热致病特点及治疗大法（原文9）★★★

1. 湿热致病的地域特点——凡地势低平，气候潮湿之地域，均容易产生湿邪。

2. 湿热致病的演变特点

阳旺之体——湿邪多从热而化，病多归于阳明胃，转成热重湿轻证——后期容易化燥伤阴。

阴盛之人——阳气偏衰，痰湿素盛，邪多从湿而化，病多留恋太阴脾，转成湿重热轻证——后期容易寒化伤阳，湿盛阳微。

3. 治疗大法——清热利湿

素体阳虚者——治疗时须顾护阳气，药用到十分之六七即止，以免寒凉过度，重伤阳气。

阴虚火旺者——治疗时须顾护津液，药用到十分之六七时，若见热减身凉，不可误认为是虚寒而骤然温补，以防炉烟虽熄，灰中有火。

温邪陷入营血的主证与治法（原文4）★★★

1. 主证

心神不安，夜甚无寐——心主血属营，营血有热。

斑疹隐隐——营热窜扰血络。

身热夜甚，时有谵语，舌绛，脉细数——营热内盛。

2. 治法

撤去气药——邪已入营，前之辛凉散风、甘淡祛湿法不宜继续使用。

清营凉血，泄热透斑——从风热陷入者，加用竹叶之类透泄之品；从湿热陷入者，加用花露之类芳化之品。

清火解毒——热盛化火成毒，锢结于里，治疗加金汁清火解毒；老人或素体虚寒，不耐金汁极凉之性，加人中黄清解热毒，以泄热外达，使斑疹得透。

难点提示

1. 战汗与脱汗的鉴别（原文6，表19-3）

表19-3 战汗与脱汗的鉴别

鉴别要点	战汗	脱汗
病机	邪退正虚	元气外脱
相同症状	大汗、肤冷、倦卧	

续表

鉴别要点	战汗	脱汗
神志	神情安卧	神志不清，躁扰不安
脉象	脉静	脉急疾，甚或沉伏，或散大不还，或虚而结代

2. 邪留三焦与伤寒少阳证的鉴别（原文 7，表 19－4）

表 19－4　邪留三焦与伤寒少阳证的鉴别

鉴别要点	邪留三焦	伤寒少阳证
病机	湿热夹痰阻遏上、中、下三焦气机，一身气机不利	邪在半表半里，足少阳胆经枢机不利
相同症状	寒热交替	
临床表现	寒热起伏，胸满腹胀	寒热往来，胸胁苦满
治法	分消走泄	和解少阳

3. 温病救阴与通阳（原文 9）

（1）热病救阴犹易——温邪最易伤阴，故滋阴法于温病邪热渐退，阴液耗伤之时普遍使用，主以补阴，辅以退热，阴生则热退，热退津自复。

（2）通阳最难——通阳法只有在湿热性温病中才有运用的机会，因湿邪易阻遏阳气，清热化湿用药既不能过于寒凉，不利于清解湿邪，又不可过于温燥，以免助热伤津，寒温法度不易把握；且湿性黏腻，缠绵难解，难以速去。

（3）救阴不在血，而在津与汗——温病救阴的目的不完全只在滋补阴血，而在于生津养液与防止汗泄过多，损伤

· 156 ·

津液。

（4）通阳不在温，而在利小便——通阳并不是用热药温补或温通阳气，而在于温化湿邪，通利小便，湿邪得以从小便而去。

4. 斑出热不解的原因与治法（原文5）

（1）原因——邪热炽盛，耗伤胃津，津液不足，水不济火，水亏火旺所致。

（2）治法——甘寒生津，兼清阳明 $\begin{cases} \text{轻者——可予梨皮、蔗浆之类} \\ \text{重者——玉女煎两清气营，生津养阴} \end{cases}$

5. "先安未受邪之地"的含义（原文5）

素体肾水不足之人，温邪最易乘虚深入下焦，劫烁肾阴。即可在未及下焦之时，治疗应予甘寒之剂中加入咸寒之品以滋肾阴，防患于未然，是控制病变发展的一种积极举措。

第二十章 ▶ 薛生白《湿热病篇》

★★★掌握《湿热病篇》关于湿热病的病因、发病和病
　　理演变的理论
★★熟悉《湿热病篇》关于湿热病邪在上、中、下三焦
　　的辨证论治及湿热病后期善后调理的治法
★了解《湿热病篇》有关暑病、下利、寒湿的论述

重点提示

湿热病提纲（原文1）★★★

1. 病因——湿热病邪。

2. 发病特点——内外湿相引为患——脾胃先伤，内湿停聚，复受外邪，内外相引。

3. 病变部位——以中焦脾胃为病变中心。中气实者，病在阳明，热多湿少；中气虚者，病在太阴，湿多热少。

4. 病机演变

初起——湿困太阴、阳明之表。

邪传中焦——湿热困阻脾胃，郁滞气机。

邪入少阳——湿热困阻胆腑、三焦——干呕、耳聋。

传入手足厥阴——湿浊蒙闭心包、湿滞肝经动风——发痉、发厥。

5. 初起证候——始恶寒，后但热不寒，汗出胸痞，舌白，口渴，不欲饮。

6. 与温病、伤寒的区别

伤寒——寒邪束表，表现为太阳表寒证。

温病——温热类温病——初起表热或里热证候。

湿热——初起必见四肢倦怠、肌肉烦疼、胸闷脘痞等脾胃病变。

湿热邪在卫表辨治（原文2、3、21，表20-1）★★

表20-1 湿热邪在卫表辨治

证候	症状	治法	方药
阴湿伤表 （湿未化热）	恶寒无汗，身重头痛	芳香辛散，芳化透邪	藿香、香薷、羌活、苍术皮、薄荷、牛蒡
阳湿伤表 （湿已化热）	恶寒发热，身重关节疼痛，不为汗解	芳香辛散，渗湿泄热	桔梗、鲜荷叶、滑石、豆卷、茯苓、通草、苍术皮、藿香叶
暑湿郁表	胸痞，发热，肌肉微痛，始终无汗	疏解肌表，清利湿热	六一散、薄荷叶，泡汤调下

邪在上焦辨治（原文18、31，表20-2）★★

表20-2 邪在上焦辨治

证候	症状	治法	方药
湿热浊邪蒙蔽上焦	壮热口渴，脘闷懊憹，眼欲闭	清宣郁热，宣气化湿	枳壳、桔梗、豆豉、山栀
暑湿之邪犯于肺络	咳嗽昼夜不安，甚至喘不得眠	祛暑化湿，泻肺化痰	葶苈子、枇杷叶、六一散等

邪在中焦辨治（原文8、10、12、13、37，表20-3）★★

表20-3　邪在中焦辨治

证候	症状	治法	方药
湿热阻遏膜原	寒热如疟	疏利透达膜原	柴胡、厚朴、槟榔、草果、藿香、苍术、半夏、干菖蒲、六一散
湿浊阻滞中焦	口渴，舌遍体白	辛开理气，燥化湿浊	厚朴、草果、半夏、干菖蒲
湿伏中焦，湿重于热	发热，汗出胸痞，口渴，舌白	宣气化湿	藿梗、蔻仁、杏仁、枳壳、桔梗、郁金、苍术、厚朴、半夏、干菖蒲、佩兰叶、六一散
湿渐化热，余湿犹滞	舌根白，舌尖红	清热与化湿并施	蔻仁、半夏、干菖蒲、大豆黄卷、连翘、绿豆衣、六一散
热重于湿	壮热口渴，自汗，脉洪大而长，胸痞，身重	清泄阳明胃热，兼化太阴脾湿	白虎加苍术汤

邪在下焦辨治（原文 11、29，表 20 – 4）★★

表 20 – 4　邪在下焦辨治

证候	症状	治法	方药
湿流下焦，泌别失职	自利，溺赤，口渴	淡渗分利，通调水道	滑石、猪苓、茯苓、泽泻、萆薢、通草
湿热蕴阻下焦，卫阳暂亡	忽大汗出，手足冷，脉细如丝或绝，起坐自如，神清语亮	清热利湿，兼以固表、滋养阴液	茯苓、猪苓、泽泻、滑石、黄连、桂枝、黄芪皮、生地黄

湿热病善后调理（原文 9、19、22、27、28，表 20 – 5）★★

表 20 – 5　湿热病善后调理

证候	症状	治法	方药
余湿未尽，胃气未醒	脘中微闷，知饥不食	轻宣芳化，醒脾舒胃	藿香叶、薄荷叶、鲜荷叶、枇杷叶、佩兰叶、芦尖、冬瓜仁
余邪留滞经络	大势已退，唯口渴汗出，骨节痛	养阴而不碍湿，化湿而不伤阴	宜元米汤泡於术，隔一宿，去术煎饮
中气亏损，升降悖逆	吐下一时并至	轻补中虚，降逆和胃	生谷芽、莲心、扁豆、米仁、半夏、甘草、茯苓等，属脾胃虚寒者，用理中汤

续表

证候	症状	治法	方药
胆热内扰，神魂不安	目瞑则惊悸梦惕	清泄胆经余邪，安神定惊	酒浸郁李仁、姜汁炒枣仁、猪胆皮
肺胃气阴两虚	恶候皆平，独神思不清，倦语不思食，溺数，唇齿干	滋养肺胃，益气养阴	人参、麦冬、石斛、木瓜、生甘草、生谷芽、鲜莲子

难点提示

1. "阴湿"与"阳湿"

阴湿指湿遏卫阳之表证。湿本阴邪，其性近寒，但亦可从阳化热。湿未化热，湿重困遏卫阳，无热象者，称为阴湿，治当芳香辛散，透邪化湿。阳湿是指困遏卫阳之湿渐从热化，湿中蕴热，而有热象表现，故称为阳湿，治当芳化透利湿热。

2. 湿热病的"正局"与"变局"

正局指湿热病过程中的常见证候，主要为脾胃气分证候。变局则指湿热病邪引起的心、肝、肾等脏腑或营血分的病变。

3. 对"主客浑受"的理解

"主"指阴阳、气血、脏腑、血脉等，也包括了患者体质虚弱或患慢性病证，导致精气亏耗，或气滞，或血瘀，或津停等内在的病理基础；所谓"客"是指暑湿病邪。"主客浑受"即为暑湿病邪久留，乘精血正气亏耗衰微而深入阴分和血脉之中，并与瘀滞之气血互结，胶固难解，形成络脉凝瘀之顽疾。

第二十一章 ▮▶ 吴鞠通
《温病条辨》选

★★★掌握温病三焦辨证理论及温病三焦主要证候类型
　　及其治法。

★★熟悉温病的治禁。

★了解吴鞠通对温病常见病种的认识。

重点提示

温病的概念及范围（上焦篇1）★

温病——多种外感热病的总称，包括以下九种病种：

（1）风温——为初春感受风热，先犯于肺卫，以肺卫表热证为主的温病。

（2）温热——是在春末夏初，阳热之气弛张，气候由温转热，感受温热病邪，以里热证为主的温病。

（3）温疫——是感受了疫疠之气，这种疫疠之气每兼夹有秽浊，在发病后，可以相互传染而造成流行的温病。

（4）温毒——由于温邪之中夹有毒邪，故患病后，可致头面肿大，或咽喉肿痛腐烂，或皮肤红肿发斑等局部热毒见症的温病。

（5）暑温——盛夏时节感受暑热病邪，初起以暑热盛于阳明的证候为主要表现的温病。

（6）湿温——在夏末秋初的长夏季节，因天暑下迫，地湿上蒸，感受了湿热病邪，初起以湿象偏盛为主要表现的温病。

（7）秋燥——秋季天高气爽，气候干燥的情况下，感受了燥邪而引起的温病。

（8）冬温——冬季气候应寒反暖，阳气不能潜藏，形成风热病邪，而引起与风温表现相似的温病。

（9）温疟——人体的阴气先已耗伤，在夏季又感受了暑邪，主要表现为阳热亢盛特点的一种疟疾。

温病三焦治则（卷四、杂说，表21−1）★★★

表 21−1　温病三焦治则

治则	释义
治上焦如羽 （非轻不举）	"羽"意为轻，邪在上焦肺卫，病位较浅，病情较轻，治疗上焦病证所用药物宜选轻清宣透方药为主，不能用过于苦寒沉降之品，以免药过病所。同时，用药剂量也宜轻，煎药时间也宜较短，均体现了"轻"的特点
治中焦如衡 （非平不安）	"衡"指秤杆，意为平，即治疗中焦病证，必须平定邪势之盛，使机体阴阳归于平衡。此外，对于湿热之邪在中焦者，应根据湿与热之孰轻孰重而予清热化湿之法，不能单治一边，也体现了"平"的特点
治下焦如权 （非重不沉）	"权"指秤砣，意为重，即治疗下焦病证，所用药物以重镇滋填厚味之品为主，使之直入下焦滋补肾阴，或用介类重镇之品以平息肝风，这些都体现了"重"的特点

上焦温病辨治 ★★★

1. 上焦温热类温病辨治（上焦篇 4、6、7、11、15，表 21 − 2）

表 21 − 2　上焦温热类温病辨治

证候	症状	治法	代表方
太阴温病，邪犯肺卫	但热不恶寒而渴，证之临床当为恶寒轻，口微渴	辛凉解表	辛凉平剂银翘散
初起邪犯肺卫，以咳为主症	但咳，身不甚热，微渴者	宣肺止咳	辛凉轻剂桑菊饮
邪入气分，肺胃热盛	脉浮洪，舌黄，渴甚，大汗，面赤恶热	辛寒清气	辛凉重剂白虎汤
手太阴温病邪入营分	寸脉大，舌绛而干，反不渴者	清营泄热	清营汤去黄连
太阴温病深入血分	血从上溢	宣肺泄热，凉血解毒	犀角地黄汤合银翘散

2. 上焦暑温病辨治（上焦篇 26、30、33、34，表 21-3）

表 21-3　上焦暑温病辨治

证候		症状	治法	代表方
暑伤气分	暑入阳明	汗不止，烦渴而喘，脉洪大有力	辛寒清气	白虎汤
	兼有气虚	兼脉洪大而芤	兼以益气生津	白虎加人参汤
	兼有湿邪	兼身重	兼以燥湿	白虎加苍术汤
	津气欲脱	汗多脉散大，喘喝欲脱	益气生津固脱	生脉散
暑温营分证		脉虚夜寐不安，烦渴舌赤，时有谵语，目常开不闭，或喜闭不开	清泄营热	清营汤
小儿暑痫		小儿暑温，身热，卒然痉厥	清泄营热，开窍息风	清营汤，少与紫雪丹
成人暑痫		手足瘈疭	清泄营热，凉肝息风	清营汤加钩藤、丹皮、羚羊角，紫雪丹

3. 上焦湿热病辨治（上焦篇 43）

主证：头痛恶寒，身重疼痛，面色淡黄，胸闷不饥，午后身热较著，舌苔白腻，口不渴，脉弦细而濡等。

治法：芳香宣气化湿。

方药：三仁汤

4. 上焦秋燥辨治（上焦篇56、57，表21－4）

表21－4　上焦秋燥辨治

证候	症状	治法	代表方
燥伤肺胃阴液	或热或咳	滋养肺胃阴液，清解余热	沙参麦冬汤
燥热化火，清窍不利	耳鸣，目赤，龈肿，咽痛等	辛凉清宣上焦燥火	翘荷汤

中焦温病辨治★★★

1. 中焦温热类温病辨治（中焦篇1、11、12、19、20、29，表21－5）

表21－5　中焦温热类温病辨治

证候	症状		治法	代表方
阳明经证	面目俱赤，语声重浊，呼吸俱粗，大便闭，小便涩，舌苔老黄；甚则黑有芒刺，但恶热，不恶寒，日晡益甚	脉浮洪躁甚	辛寒清气	白虎汤
阳明腑证		脉体反小而实	苦寒攻下	大承气汤

续表

证候	症状	治法	代表方
阳明温病热结阴亏	无上焦证，数日不大便	当下之	素体阴虚者，增液汤主之。大便不下，合调胃承气汤
阳明温病下后汗出伤阴	下后汗出	补益胃阴	益胃汤
阳明温病邪入营血	舌黄燥，肉色绛，不渴	清营泄热，滋养营阴	清营汤
阳明胃热郁结，兼夹秽浊	干呕口苦而渴，尚未可下	苦辛并用，开郁化浊	黄连黄芩汤
热盛阴伤	无汗，实证未剧，小便不利	甘苦合化，养阴清热	冬地三黄汤

2. 阳明温病腑实兼证证治（中焦篇17，表21-6）

表 21-6　阳明温病腑实兼证证治

证候	症状	治法	方药
兼正虚		正虚不能运药	扶正祛邪	新加黄龙汤
兼肺热		喘促不宁，痰涎壅滞，右寸实大	宣肺攻下	宣白承气汤
兼小肠热盛	下之不通	左尺牢坚，小便赤痛，时烦渴甚	通大肠之秘，泄小肠之热	导赤承气汤
兼窍闭		神昏舌短，内窍不通，饮不解渴	清心开窍，通腑泄热	牛黄承气汤
兼阴液亏损		津液不足，无水舟停	滋阴通便	间服增液汤，再不下者，服增液承气汤

3. 中焦湿热病辨治（中焦篇41、58、63，表21-7）

表 21-7　中焦湿热病辨治

证候		主证	治法	方药
暑湿蔓延三焦	邪在气分	舌滑微黄	清热化湿宣气	三石汤
	邪入营分	邪气久留，舌绛苔少	清营泄热	加味清宫汤
	热闭内窍	神识不清	清心营而开窍	先予紫雪丹，再予清宫汤

续表

证候	主证	治法	方药
湿阻脾胃	脘连腹胀，大便不爽	疏化中焦湿浊，升降脾胃之气	一加减正气散
湿热蕴阻中焦，外滞经络	脉缓身痛，舌淡黄而滑，渴不多饮，或竟不渴，汗出热解，继而复热	清热化湿	黄芩滑石汤

下焦温病辨治（下焦篇1、11、12、13、14、15、16、36，表21-8）★★★

表21-8 下焦温病辨治

证候	症状	治法	代表方
耗伤真阴	脉虚大，手足心热甚于手足背	滋养肾阴	加减复脉汤
阴虚火旺	心中烦，不得卧	泻心火，滋肾水	黄连阿胶汤
邪留阴分	夜热早凉，热退无汗，能食形瘦	滋养营阴，凉营透邪	青蒿鳖甲汤
痉厥将作	脉沉数，舌干齿黑，手指但觉蠕动	育阴潜阳息风	二甲复脉汤
虚风内动	脉细促，心中憺憺大动，甚则心中痛	滋阴潜镇	三甲复脉汤

续表

证候	症状	治法	代表方
阴虚风动 欲脱	神倦瘛疭，脉气虚弱，舌绛苔少，时时欲脱	滋阴息风	大定风珠
暑热深入 少阴、厥阴	消渴、麻痹	清热滋阴	连梅汤
	心热烦躁神迷甚	先予开窍，再予清热滋阴	先予紫雪丹，再予连梅汤

温病的治禁 ★★

1. 白虎汤运用的"四禁"（上焦篇9，表21-11）

表21-11 白虎汤运用的"四禁"

禁忌证候	病机
脉浮弦而细者	脉浮，邪在表；脉弦，邪在半表半里；脉细，正气亏虚
脉沉者	沉而有力，多见于阳明腑实；沉而无力，多肝肾真阴耗竭
不渴者	里热不甚，津伤不显
汗不出者	热势未盛于表里内外

2. 温病忌汗（上焦篇 16）

太阴温病——误用辛温发汗——变证：

（1）斑——凉血解毒化斑——化斑汤。

（2）疹——清营凉血，解毒透疹——银翘散去豆豉，加细生地、丹皮、大青叶，倍玄参方。

（3）神昏谵语——清心开窍——清宫汤、牛黄丸、紫雪丹、局方至宝丹。

3. 湿温初起治禁（上焦篇 43）

（1）禁汗——汗之则神昏耳聋，甚则目瞑不欲言——耗伤心阳，湿浊蒸腾上蒙心窍，闭塞头面清窍。

（2）禁下——下之则洞泄——伤脾阳，中阳受损，致脾气下陷，脾运失职。

（3）禁润——润之则病深不解——致湿邪锢结难解，病情更加缠绵难愈。

4. 中焦温病治禁（中焦篇 23、30、31）

（1）斑疹治禁

禁升提——辛温之剂发散透疹——升提则衄，或厥，或呛咳，或昏痉。

禁壅补——补益之剂——壅补则瞀乱。

（2）淡渗之禁——温病小便不利——热盛耗伤阴液所致——禁淡渗利尿，忌五苓、八正辈。

（3）苦寒之禁——温病过程中出现燥热——不可单用苦寒——防止苦燥伤阴——当"甘苦合化"。

5. 下焦温病治禁（下焦篇 17）

（1）大定风珠、加减复脉汤——填补真阴之剂——邪热尚盛者禁用。

（2）黄连阿胶汤——滋水清心之剂——火热之象不著者禁用。

（3）青蒿鳖甲汤——清虚热之剂——肾阴大虚而虚风内动者禁用。

难点提示

1. 银翘散煎服法的特点

银翘散的煎服法有三个特点：一是不宜过煎，"香气大出即取服"，因"肺药取轻清，过煮则味厚而入中焦矣"。二是药先制成散剂再煎煮，可以使药物有效成分易于煎出而不至于过煎。三是频服取效，"病重者，约二时一服，日三服，夜一服；轻者三时一服，日二服，夜一服；病不解者，作再服"。

2. 对"温病忌汗，汗之不惟不解，反生他患"的理解

吴氏在此所谓忌汗主要是指辛温发汗法，他认为温病忌汗的原因有三个方面：一是温邪从口鼻而入，病初在手太阴肺，治宜辛凉清解，而辛温发汗无益；二因汗为心之液，发汗过多则容易伤及心阳，而出现神明内乱、谵语癫狂等内闭外脱之变；三是因为汗为五液之一，发汗过多不但伤阳，而且也会伤阴。但此说并不绝对，因为一方面辛凉清解方药投之往往也有微微汗出之象，另一方面若表郁较重，或兼有阴湿为患者，往往需要加用少量辛温之品，以增强疏表透邪或温化之力。但临床必须注意不能过用辛温燥液之品，或发汗过多。

3. 对"治上焦如羽（非轻不举）、治中焦如衡（非平不安）、治下焦如权（非重不沉）"的理解

治上焦如羽（非轻不举）是指治疗上焦病证要用轻清升浮的药物为主，因为非轻浮上升之品就不能达到在上的病位，用药剂量也要轻，煎煮时间也要短，不要过用苦寒沉降之品。对治中焦如衡（非平不安）可从两方面理解，一指治疗中焦温热性质病证，要注意去邪气之盛而复正气之衰，使归于平；二指治疗中焦湿热性病证，要注意分消湿热，升脾降胃，不可偏治一边。治下焦如权（非重不沉）是指治疗下焦病证要注意使用重镇平抑、厚味滋潜之品，使之直达于下。

4. 对白虎汤运用"四禁"的理解

白虎汤为辛寒清气，达热出表之名方，用于温病肺胃无形热炽之证。使用时应详察脉证，以免"用之不当，祸不旋踵"。若脉浮为病在表，脉弦为病在少阳，脉细为阴虚；脉沉为热结肠腑或阳气虚弱；不渴为津液未伤；汗不出为表气郁闭或无作汗之源。这些情况均非白虎汤适应证，故均"不可与也"。但是，对白虎"四禁"也不可刻板、机械地对待，如口渴固然属阳明无形热盛的标志，但如津伤不甚，也可表现为口渴不甚，此时仍可用白虎汤。至于无汗，有因邪热内郁不能外达，有属表气郁闭较甚者，只要适当配合宣泄内热或宣发表郁之品，仍可投用白虎汤。如俞根初《通俗伤寒论》中新加白虎汤即用白虎汤加入薄荷、荷叶、竹叶等用以治疗阳明热盛而表气郁闭之证。由此可见，白虎"四禁"所列的一些病证并非白虎汤所绝对禁用，应视临床具体情况而定。

5. "阳明温病，下之不通，其证有五"的辨治

"阳明温病，下之不通，其证有五"的五证及其治法方药分别是：①阳明腑实兼气阴两伤证，治宜益气养阴，攻下腑实，代表方为新加黄龙汤。②阳明腑实兼痰热阻肺证，治宜宣肺化痰，攻下腑实，代表方为宣白承气汤。③阳明腑实兼小肠热盛证，治宜导赤泄热，攻下腑实，代表方为导赤承气汤。④阳明腑实兼热入心包证，治宜清心开窍，攻下腑实，代表方为牛黄承气汤。⑤阳明腑实兼肠液亏虚证，治宜滋阴通便，代表方为增液承气汤。

附

模拟试卷及参考答案

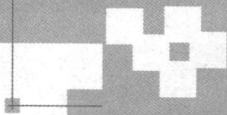

模拟试卷（一）

一、选择题（每小题 1 分，共 40 分）

（答题说明：每小题有 5 个备选答案。在答题时，只能从中选择 1 个最合适的答案。）

A 型题

1. 我国医学发展史上可称为温病学奠基作的专著是（ ）
   A. 《温病合编》   B. 《温病条辨》
   C. 《温热经纬》   D. 《温疫论》
   E. 《温热论》

2. 关于温病的命名和分类，下列哪项正确（ ）
   A. 根据四时主气命名的有春温、暑温、湿温、秋燥
   B. 根据发病季节命名的有伏暑、秋燥、冬温
   C. 根据临床特点命名的有伏暑、大头瘟、烂喉痧
   D. 根据病证性质分为新感温病与伏邪温病
   E. 以上都不正确

3. 下列哪项是温毒致病的主要特征（ ）
   A. 热象显著   B. 具有传染性
   C. 易化燥伤阴   D. 神情躁扰
   E. 局部肿毒表现

4. 风热病邪致病初起先犯（ ）
   A. 气分   B. 肺卫

C. 脾胃　　　　　　　　　　D. 阳明

E. 营分

5. 暑热病邪初起病变中心是(　　)

　　A. 肺卫　　　　　　　　　　B. 脾胃

　　C. 肺　　　　　　　　　　　D. 阳明胃

　　E. 阳明大肠

6. 属于营分证的诸项，哪项欠妥(　　)

　　A. 口干不甚渴饮　　　　　　B. 壮热

　　C. 斑疹隐隐　　　　　　　　D. 心烦，时有谵语

　　E. 舌红绛

7. 温病初起邪在卫分的苔象为(　　)

　　A. 苔薄白欠润　　　　　　　B. 苔薄白而干

　　C. 苔白厚黏腻　　　　　　　D. 苔白厚干燥

　　E. 苔薄白而润舌淡

8. 余邪留伏阴分的热型是(　　)

　　A. 身热夜甚　　　　　　　　B. 日晡潮热

　　C. 低热　　　　　　　　　　D. 夜热早凉

　　E. 身热不扬

9. 宣表化湿法的代表方剂是(　　)

　　A. 三仁汤　　　　　　　　　B. 王氏清暑益气汤

　　C. 新加香薷饮　　　　　　　D. 藿朴夏苓汤

　　E. 白虎汤

10. 温病治法中的“分消走泄法”属于(　　)

　　A. 和解祛邪法　　　　　　　B. 清解气热法

　　C. 泄卫透表法　　　　　　　D. 通下逐邪法

　　E. 以上均不是

11. 下列哪项不属肺热移肠证(　　)

    A. 腹胀满硬痛　　　　　　　B. 下利色黄热臭

    C. 肛门灼热　　　　　　　　D. 身热咳嗽

    E. 苔黄脉数

12. 春温的致病因素是 (　　)

    A. 风热病邪　　　　　　　　B. 温热病邪

    C. 暑热病邪　　　　　　　　D. 湿热病邪

    E. 燥热病邪

13. 加减玉女煎主治(　　)

    A. 卫气同病　　　　　　　　B. 卫营同病

    C. 气营同病　　　　　　　　D. 气血同病

    E. 营血同病

14. 王氏清暑益气汤，主治(　　)

    A. 暑入阳明　　　　　　　　B. 暑湿伤气

    C. 暑伤津液　　　　　　　　D. 暑伤津气

    E. 津气欲脱

15. 下列哪项不属于湿温病的特点(　　)

    A. 发病缓、传变慢　　　　　B. 病程较长

    C. 脾胃肠证候为主　　　　　D. 病程中可见黄疸

    E. 易于热闭心包

16. 治疗湿热交蒸，内阻中焦，首选方剂是 (　　)

    A. 三仁汤　　　　　　　　　B. 王氏连朴饮

    C. 雷氏芳香化浊法　　　　　D. 白虎加苍术汤

    E. 三石汤

17. 吴鞠通称为"辛凉轻剂"的方剂是(　　)

    A. 银翘散　　　　　　　　　B. 桑菊饮

C. 麻黄汤　　　　　　　　　　D. 麻杏石甘汤

E. 翘荷汤

18. 下列哪项不是蒿芩清胆汤方的药物（　　）

    A. 枳壳，陈皮　　　　　　　　B. 茯苓，青黛

    C. 半夏，竹茹　　　　　　　　D. 柴胡，白芍

    E. 青蒿，黄芩

19. 下列哪项不是秋燥的诊断要点（　　）

    A. 有明显的季节性

    B. 初起见有津液干燥征象

    C. 病变重心在肺

    D. 病程较长

    E. 发病初起有发热恶寒、咳嗽等肺卫见证

20. 大头瘟的病因是感受（　　）

    A. 温热时毒　　　　　　　　　B. 风热时毒

    C. 风热病邪　　　　　　　　　D. 温热病邪

    E. 戾气

21. 症见发热，微恶风寒，咳嗽，胸闷，心烦，身发红疹，舌绛，舌苔薄白，脉浮细数，其病变阶段是（　　）

    A. 卫气同病　　　　　　　　　B. 气营同病

    C. 卫营同病　　　　　　　　　D. 营血同病

    E. 气血同病

22. 症见身热，脘腹痞满，恶心呕逆，便溏不爽，色黄赤如酱，舌苔黄浊者，治宜选用（　　）

    A. 小承气汤　　　　　　　　　B. 大承气汤

    C. 调胃承气汤　　　　　　　　D. 葛根芩连汤

E. 枳实导滞汤

23. 身热，腹满便秘，口干唇裂，小便短少，舌苔焦燥，脉沉细。治宜(　　)

　　A. 通腑泄热　　　　　　B. 通瘀破结

　　C. 增液润下　　　　　　D. 滋阴攻下

　　E. 导滞通便

24. 男性，22岁。发热5天，伴咳嗽胸痛，2009年3月28日初诊。患者5天前起病，咳嗽胸痛，气喘，痰多色黄，大便至今未行，腹部胀痛，舌苔黄腻，脉滑数。可选用的方剂是(　　)

　　A. 千金苇茎汤　　　　　B. 麻杏石甘汤

　　C. 苏子降气汤　　　　　D. 宣白承气汤

　　E. 小陷胸加枳实汤

25. 患者发热（T 38.9℃），头痛耳痛，两眼红肿疼痛，右胁肋痛，心烦，口苦口干，小便短赤，舌苔干黄，脉弦数。辨证属于(　　)

　　A. 热扰清窍　　　　　　B. 热郁胸膈

　　C. 热灼胸膈　　　　　　D. 热郁少阳

　　E. 热郁三焦

26. 病发于8月，患者发热3天，体温持续在40℃左右，昏迷不醒1天，四肢厥冷，气促痰鸣，舌红少苔，脉细数，辨证为(　　)

　　A. 暑热动风　　　　　　B. 暑入厥阴

　　C. 暑入营血　　　　　　D. 暑热闭窍

　　E. 暑湿闭窍

27. 温病症见发热口渴，胸痞腹胀，肢酸倦怠，咽肿溺

赤，苔黄而腻，最适合的方剂是（　　）

A. 藿朴夏苓汤　　　　　　　B. 甘露消毒丹

C. 王氏连朴饮　　　　　　　D. 三仁汤

E. 银翘散加马勃、玄参

28. 某男，25 岁，素体阴虚阳亢，初冬患病，症见发热微恶寒，头痛少汗，心烦难寐，口干不欲饮，舌质红绛少苔，脉浮细数，治宜（　　）

A. 银翘散加生地黄、牡丹皮、麦冬、赤芍

B. 银翘散加生地黄、牡丹皮、玄参、大青叶

C. 银翘散加生地黄、牡丹皮、栀子、麦冬

D. 银翘散加杏仁、滑石、薏苡仁、通草

E. 银翘散加黄连、香薷、扁豆、厚朴

29. 发热，干咳无痰，气逆而喘，咽干鼻燥，胸满胁痛，心烦，口渴，舌苔薄白而燥，治宜（　　）

A. 麻杏石甘汤　　　　　　　B. 凉膈散

C. 千金苇茎汤　　　　　　　D. 清燥救肺汤

E. 小陷胸汤

30. 《湿热病篇》中"湿热证，舌遍体白，口渴，湿滞阳明"，宜用（　　）

A. 芳化　　　　　　　　　　B. 苦泄

C. 淡渗　　　　　　　　　　D. 辛开

E. 苦燥

B 型题

A. 风温、春温　　　　　　　B. 秋燥、大头瘟

C. 春温、伏暑　　　　　　　D. 湿温、伏暑

E. 春温、秋燥

1. 属于湿热类温病的是(　　)

2. 属于新感温病的是(　　)

3. 属于伏气温病的是(　　)

   A. 风热病邪　　　　　　　　B. 暑热病邪

   C. 燥热病邪　　　　　　　　D. 温热病邪

   E. 疫疠病邪

4. 病位以肺为主,易致津液干燥的病邪是(　　)

5. 多形成于炎夏盛暑季节,发病可径犯阳明的温邪是(　　)

6. 致病力强,具有强烈的传染性,易引起流行的温邪是(　　)

   A. 潮热,便秘,苔黄黑而燥,脉沉实有力

   B. 身热,脘痞,呕恶,苔腻

   C. 身热,腹痛,大便溏垢,苔黄腻或黄浊

   D. 下利色黄,肛门灼热,腹部硬满

   E. 下利稀水,腹痛喜温

7. 肠道热结,传导失司,可见(　　)

8. 湿热积滞,搏结肠腑,可见(　　)

   A. 口微渴　　　　　　　　　B. 口渴喜热饮

   C. 口干反不甚渴饮　　　　　D. 口渴不欲饮

   E. 口苦而渴

9. 胆火内炽的口渴为(　　)

10. 营热阴伤的口渴为(　　)

二、名词解释（每小题 2.5 分，共 10 分）

1. 新感温病
2. 顺传
3. 湿遏热伏
4. 透热转气

三、填空题（每小空 1 分，共 10 分）

1. 温病学的萌芽阶段是_____，成熟阶段是_____时期。
2. 滋阴法可分为_____、_____、_____等。
3. 风温后期多见_____，治疗可选用_____。
4. 张凤逵说："暑病首用_____，继用_____，再用_____。"

四、简答题（每小题 5 分，共 10 分）

1. 实风与虚风应如何鉴别？
2. 简述营分证的辨证要点及病理特点。

五、问答题（每小题 10 分，共 30 分）

1. 斑疹外发的意义是什么？如何辨别斑疹的顺逆？
2. 试述湿温病中湿重于热、湿热并重与热重于湿的异同，如何鉴别？
3. 如何辨证治疗春温热结肠腑及其兼夹证？

参考答案

一、选择题

A 型题

1. E　2. C　3. E　4. B　5. D　6. B　7. A　8. D　9. D

10. A　11. A　12. B　13. C　14. D　15. E　16. B　17. B

18. D　19. D　20. B　21. C　22. E　23. D　24. D　25. D

26. D　27. B　28. A　29. D　30. D

B 型题

1. D　2. B　3. C　4. C　5. B　6. E　7. A　8. C　9. E

10. C

二、名词解释

1. 新感温病：指初起病发于表，临床表现以表热证为主的温病，如风温、秋燥等。

2. 顺传：指温病初起，温邪始犯于上焦手太阴肺卫，继传至中焦阳明胃腑的温病一般发展过程。

3. 湿遏热伏：指气分湿热相搏，湿蕴生热，湿邪阻遏而致热邪内郁不能外达。

4. 透热转气：邪入营分治以清营泄热法，在清营药中加入轻清之品，使营分热邪透出气分而解。

三、填空题

1. 战国至唐　明清

2. 滋养肺胃　增液润肠　填补真阴

3. 肺胃阴伤　沙参麦冬汤

4. 辛凉　甘寒　酸泄酸敛

四、简答题

1. 实风的临床特征为发作急骤，手足抽搐频繁有力，两目上视，牙关紧闭，颈项强直，甚则角弓反张，同时可见壮热、神昏、舌红赤、脉弦有力等邪热内盛症状，多见于温病的极期，为邪热炽盛，筋脉受邪热燔灼所致；而虚风的临床特征为抽搐无力，或为手指徐徐蠕动，或口角微微颤动、抽搐，心中憺憺悸动，同时可伴见低热、颧红、五心烦热、消瘦、神疲、口干、失语、耳聋、舌绛枯痿等症状，多见于温病后期。

2. 营分证辨证要点：身热夜甚，心烦谵语，或斑点隐隐，舌质红绛。营分证病理特点：营热阴伤，扰神窜络。

五、问答题

1. 斑疹既是邪热波及或深入营血的重要标志，也说明邪热有外透之机，诊察斑疹透发时病情的顺逆，主要从斑疹的色泽、形态、分布及伴见的脉症等加以分析。

观察色泽：斑疹色泽红活荣润者为顺，标志着邪热壅滞不甚，血行较畅，正气尚盛，邪热有外透之机；色艳红如胭脂，提示血热炽盛。斑疹色紫赤如鸡冠花，为营血热毒深重的表现。斑疹色黑，属火毒极盛的重险之象。色黑而晦暗，属元气衰败而热毒锢结之象，预后甚差。总之，斑疹色泽愈深，其病情越重。如雷少逸所说："红轻、紫重、黑危。"

审视形态：斑疹松浮洋溢，如洒于皮面者，为邪毒外泄之象，预后大多良好，属顺证；斑疹紧束有根，从皮面钻出，如履透针，如矢贯的者，为热毒深伏，锢结难出之象，预后大多不良，属逆证。

注意疏密：斑疹分布稀疏均匀，为热毒轻浅，一般预后良好；斑疹分布稠密，甚至融合成片者，为热毒深重，预后不佳。

结合脉症：斑疹透发，热势下降，神情清爽，为邪热外达，外解里和之象，预后较好；斑疹发出，热势不减或反升，或斑疹甫出即隐，病势反而加重，伴见神志昏愦、肢厥、脉伏者，为正不胜邪，毒火内闭的凶兆，其证属逆，预后多不良。

重视变化：斑疹色泽由红变紫，甚至变为紫黑，提示热毒逐渐加重，病情转重，反之则为病情渐轻之象；形态由松浮而变得紧束有根，为热毒渐深，毒火郁闭之兆，病情属逆，反之则为热毒外达之象；分布由稀疏而转为融合成片，为热毒转盛之象；如甫出即隐，则为正不胜邪、热毒内陷之兆。

2. 湿温病的湿重于热、湿热并重与热重于湿的鉴别：①相同点：此三种类型临床表现均有胸痞、身重、舌苔腻等湿性黏腻重浊之征。②区别：湿重于热者，以身热不扬、不渴、舌苔白腻、脉濡缓为特点；湿热并重者，以发热较甚、渴而不欲饮、溲赤、舌苔微黄而腻、脉濡数为特点；热重于湿者，以壮热、烦渴、溲短赤、苔黄腻、脉滑数为特点。鉴别要点是以发热、汗出、口渴、神志、二便及脉舌表现加以判断。身热不扬，有汗不解午后热甚为湿热之特殊热型。热高汗多为热偏盛，热低汗少为湿偏盛。口不渴，或渴不欲饮，或渴喜热饮，为湿偏盛；神志昏蒙，谵语躁扰者，为热偏盛。大便稀溏，溲短不利者，为湿偏盛；大便秘结，浊便短赤者，为热偏盛。舌苔白腻，脉濡缓者，为湿偏盛；舌苔黄腻或燥，脉数者，为热偏盛。

3. 春温热结肠腑及其兼夹证的辨证治疗方法：春温里热炽盛，伤津耗液较重，故阳明热盛，燥屎内结时，损伤阴津的情况较为严重，常见身热，腹满便秘，口干唇裂，舌苔焦燥，脉细数等，治宜攻下腑实，滋阴增液，方选增液承气汤；若热结腑实，治疗不及时，可致使气液两虚，兼见口干咽燥，唇裂舌焦，倦怠少气，撮空摸床，目不了了，脉沉弱或沉细等，治宜攻下腑实，补益气阴，方选新加黄龙汤。由于里热炽盛，腑实内结，常兼见小肠热盛，下注膀胱，兼见小便涓滴不畅，溺时疼痛，尿色红赤等，治宜攻下腑实，清泄小肠邪热，方选导赤承气汤。若热结肠腑，邪热无外出之机，热闭心包，兼见神昏谵语、舌蹇者，治宜攻下腑实，清心开窍，方选牛黄承气汤。

模拟试卷（二）

一、选择题（每小题 1 分，共 40 分）

（答题说明：每小题有 5 个备选答案。在答题时，只能从中选择 1 个最合适的答案。）

A 型题

1. 温病学在因证脉治方面形成完整体系的标志是(　　)

　　A. 病因病机学说的确立

　　B. 伏邪温病学说的确立

　　C. 新感温病学说的确立

　　D. 以卫气营血、三焦为核心的理论体系的确立

　　E. 以寒凉清热为主的治则的确立

2. 仅依据发病季节而命名的温病是(　　)

　　A. 风温　　　　　　　　　　B. 春温

　　C. 暑温　　　　　　　　　　D. 湿温

　　E. 秋燥

3. 下列哪项不是湿热病邪的致病特点(　　)

　　A. 初起多热象不盛　　　　　B. 缠绵难解

　　C. 易伤肺胃之阴　　　　　　D. 易困阻清阳

　　E. 易阻遏气机

4. 关于燥热病邪致病特点，下列哪项提法欠妥(　　)

　　A. 多从口鼻上受

　　B. 病位以肺为主

C. 初起临床必有咳嗽少痰、鼻干咽燥见症

D. 少数严重病例后期可损伤下焦肝肾之阴

E. 病程中易耗气伤津

5. 下焦病证所涉及的脏腑是(　　)

    A. 心肾　　　　　　　　　B. 脾胃

    C. 肝肾　　　　　　　　　D. 胆胃

    E. 肺胃

6. 湿热相搏于气分，湿阻气分而湿浊偏盛的舌象是(　　)

    A. 苔黄白相兼

    B. 苔白厚黏腻而舌质红绛

    C. 苔白厚干燥

    D. 苔白厚黏腻

    E. 苔白滑腻如积粉

7. 心火上炎的舌象是(　　)

    A. 舌尖红赤起刺　　　　　B. 舌质光红柔嫩

    C. 舌中生有红点　　　　　D. 舌淡红而干

    E. 舌红中有裂纹如人字形

8. 下列除哪项外均可视为气分证范围的治法(　　)

    A. 通腑泄热　　　　　　　B. 疏风泄热

    C. 分利湿邪　　　　　　　D. 清热泻火

    E. 燥湿泄热

9. 辛寒清气法的代表方是(　　)

    A. 栀子豉汤　　　　　　　B. 黄连解毒汤

    C. 白虎汤　　　　　　　　D. 蒿芩清胆汤

    E. 黄芩汤

10. 吴鞠通称为"辛凉平剂"的方剂是(   )

    A. 银翘散   B. 桑菊饮

    C. 麻黄汤   D. 麻杏石甘汤

    E. 翘荷汤

11. 下列哪项不是风温的诊断要点(   )

    A. 发生于春冬两季的外感热病

    B. 发病初起有发热、恶风寒、咳嗽、口渴、脉浮等肺卫见证

    C. 继则出现肺热壅盛等气分症状

    D. 在病变过程中易出现斑疹、痉厥、神昏及虚风内动证

    E. 后期多致肺胃阴伤

12. 春温初起发于气分的常见证型是(   )

    A. 表热证   B. 表寒证

    C. 热郁少阳证   D. 热结肠腑证

    E. 阴虚火炽证

13. 凉膈散的适应证为(   )

    A. 热郁上焦   B. 热炽上焦

    C. 热郁胸膈   D. 热灼胸膈

    E. 上焦气闭

14. "夏暑发自阳明"是指(   )

    A. 暑为火热之气,传变迅速

    B. 暑温病易见阳明经证与阳明腑证

    C. 暑温病易夹湿为患

    D. 暑温病初起即见阳明气分热盛证候

    E. 暑性酷烈,易于耗气伤津

15. 下述哪项不是湿温初起三禁之法(　　)

    A. 辛温发汗　　　　　　　B. 芳香宣化

    C. 苦寒攻下　　　　　　　D. 滋补阴液

    E. 以上都不是

16. 论治湿温，下列哪项提法不当(　　)

    A. 初起卫气同病，宜解表清气

    B. 表解以后，宜宣化气分湿邪，佐以清热

    C. 湿热俱盛，宜苦辛通降，化湿清热

    D. 热重于湿时，当以清热为主，兼以化湿

    E. 病至后期，余湿未尽，胃气不舒，脾气未醒，治宜轻清芳化，涤除余邪

17. 身热夜甚，神昏谵语，漱水不欲咽，斑疹显露，舌紫晦。其病机为(　　)

    A. 热入营分，营阴受灼　　B. 热入营分，邪闭心包

    C. 热入血分，瘀热内阻　　D. 热闭心包，血络瘀滞

    E. 以上均不是

18. 秋燥初、中、末三期的治疗大法为(　　)

    A. 上燥增液，中燥治气，下燥治血

    B. 上燥治气，中燥治血，下燥增液

    C. 上燥治血，中燥增液，下燥治气

    D. 上燥治气，中燥增液，下燥治血

    E. 以上都不是

19. 烂喉痧的致病因素是(　　)

    A. 风热时毒　　　　　　　B. 温热时毒

    C. 风热病邪　　　　　　　D. 温热病邪

    E. 疠气

20. 叶天士提出的救阴与通阳指(　　)

    A. 救阴不在津，而在血与汗；通阳不在温，而在利小便

    B. 救阴不在津，而在血与汗；通阳当用温，不在利小便

    C. 救阴不在血，而在津与汗；通阳当用温，不在利小便

    D. 救阴不在血，而在津与汗；通阳当用温，亦在利小便

    E. 救阴不在血，而在津与汗；通阳不在温，而在利小便

21. 低热，神惫委顿，消瘦无力，口燥咽干，耳聋，手足心热甚于手足背，舌绛不鲜干枯而萎，脉虚，其病机为(　　)

    A. 肺胃阴伤　　　　　　　　B. 阴虚火炽

    C. 热灼营阴　　　　　　　　D. 热伤心肾

    E. 肾阴耗损

22. 温病高热烦躁，神昏谵语，痉厥，治宜选用(　　)

    A. 清营汤　　　　　　　　　B. 苏合香丸

    C. 玉枢丹　　　　　　　　　D. 紫雪丹

    E. 至宝丹

23. 女性，4岁，因发热1天，2004年4月10日初诊。微发热，目赤，红疹密布全身，咳嗽阵作，舌苔薄白，质红，脉数。宜选用的方药是(　　)

    A. 银翘散

    B. 桑菊饮

C. 清营汤

D. 银翘散加生地、牡丹皮、大青叶

E. 银翘散去豆豉加生地丹皮大青叶倍玄参方

24. 治疗低热，手指蠕动，甚或瘛疭，神疲齿黑，舌干绛，脉细促者，方选（　　　）

A. 加减复脉汤 　　　　B. 一甲复脉汤

C. 二甲复脉汤 　　　　D. 三甲复脉汤

E. 炙甘草汤

25. 李某，男性，54 岁，症见壮热面赤，背微恶寒，头痛头晕，心烦气粗，汗多口渴，舌红，苔黄燥，脉大而芤，治宜（　　　）

A. 白虎加苍术汤

B. 王氏清暑益气汤

C. 白虎加人参汤

D. 白虎汤加金银花、石斛、芦根

E. 东垣清暑益气汤

26. 患者女性，23 岁，夏季症见心热烦躁，消渴不已，舌红绛，苔黄燥，其病机为（　　　）

A. 暑入心营 　　　　　B. 阴虚火炽

C. 暑伤心肾 　　　　　D. 邪留阴分

E. 暑入阳明

27. 身热不退，入暮尤甚，神识昏蒙，时或谵语，舌苔黄腻，脉濡滑而数，其治则应为（　　　）

A. 芳香开窍，淡渗利湿 　　B. 芳香宣化，佐以开窍

C. 清热利湿，疏利透达 　　D. 清心凉营，化痰辟秽

E. 清利湿热，豁痰开窍

28. 伏暑症见寒热如疟，午后热甚，入暮尤剧，天明得汗诸症稍减，但胸腹灼热不除，心烦口渴，脘痞，苔黄白而腻，脉弦数。其治最宜(　　)

    A. 蒿芩清胆汤   B. 黄芩汤

    C. 黄连温胆汤   D. 枳实导滞汤

    E. 王氏连朴饮

29. 秋燥，身热，口干唇燥，便秘，苔黑干燥，脉沉细，治宜首选(　　)

    A. 牛黄承气汤加鲜生地、鲜石斛、麦冬

    B. 增液承气汤加鲜石斛、鲜首乌、阿胶

    C. 调胃承气汤加火麻仁、阿胶、郁李仁

    D. 调胃承气汤加鲜首乌、鲜生地、鲜石斛

    E. 宣白承气汤加火麻仁、阿胶、郁李仁

30. 《湿热病篇》中"湿热证，舌遍体白，口渴……"，其口渴的原因是(　　)

    A. 素体阴虚，阴液不足   B. 湿热内蕴，暗耗津液

    C. 湿邪化热，灼伤阴津   D. 湿邪阻遏，津液不升

    E. 以上都不是

B 型题

    A. 并列关系   B. 隶属关系

    C. 名异而实同   D. 两者之间无关系

    E. 根据传染性和流行情况而区分

1. 《难经》认为温病与广义的伤寒是(　　)

2. 温病与狭义的伤寒是(　　)

3. 温病与温疫的区别方法是(　　)

    A. 风温   B. 暑温

　　C. 湿温　　　　　　　　　D. 伏暑

　　E. 大头瘟

4. 属于伏气温病的是(　　)

5. 多发生在冬春季节的温病是(　　)

6. 具有局部红肿热痛特点的温病是(　　)

　　A. 身热，咳喘，苔黄

　　B. 身热不扬，胸闷，咳嗽，苔白腻

　　C. 发热，微恶风寒，咳嗽

　　D. 发热，微恶寒，口微渴

　　E. 身热，脘痞，呕恶，苔腻

7. 卫气郁阻，肺气失宣，可见(　　)

8. 湿热阻肺，肺失清肃，可见(　　)

　　A. 加减复脉汤　　　　　　B. 清营汤

　　C. 三甲复脉汤　　　　　　D. 调胃承气汤

　　E. 羚角钩藤汤

9. 填补真阴法的代表方剂是(　　)

10. 凉肝息风法的代表方剂是(　　)

二、名词解释（每小题2.5分，共10分）

1. 伏邪温病

2. 逆传

3. 身热不扬

4. 开达膜原

三、填空题（每小空1分，共10分）

1. 温病学萌芽阶段是_____时期；成长阶段是_____

时期。

2. 益气敛阴法的代表方是_____；回阳固脱法的代表方是_____。

3. 清瘟败毒饮由_____、_____、_____、_____组合而成，具有大清气营血分热毒的功效。

4. 三物香薷饮加_____、_____而成新加香薷饮。

四、简答题（每小题 5 分，共 10 分）

1. 温病神志异常的类型及其主病是什么？

2. 对血分证的病机应如何认识？

五、问答题（每小题 10 分，共 30 分）

1. 湿热痰浊蒙闭心包证与热闭心包证的治疗有何异同？

2. 何谓"先安未受邪之地"？

3. "治湿不利小便，非其治也"在湿温病的治疗中有何意义？

参考答案

一、选择题

A 型题

1. D 2. B 3. C 4. E 5. C 6. D 7. A 8. B 9. C
10. A 11. D 12. C 13. D 14. D 15. B 16. A 17. D
18. D 19. B 20. E 21. E 22. D 23. E 24. D 25. C
26. C 27. E 28. A 29. D 30. D

B 型题

1. B 2. A 3. E 4. D 5. A 6. E 7. C 8. B 9. A
10. E

二、名词解释

1. 伏邪温病：指初起病发于里，以里热炽盛为主要表现的温病，如春温、伏暑。

2. 逆传：指肺卫之邪内陷心包的病机演变。

3. 身热不扬：指身热稽留而热象表现不显著，即自觉热势不盛，而持续难退，初扪体表不觉很热，但扪之稍久则觉灼手。

4. 开达膜原：以化湿疏利之品，如厚朴、草果、槟榔等，宜开透达膜原枢机，以解伏于膜原的湿热秽浊之邪。

三、填空题

1. 战国至唐　宋金元

2. 生脉散　参附汤

3. 白虎汤　凉膈散　黄连解毒汤　犀角地黄汤

4. 金银花　连翘

四、简答题

1. 温病神志异常的类型及其主病：①烦躁不安：表现为心中烦乱，并可有身体及手足躁扰，但神志尚清。热扰心神而不宁谓之烦，身为热动而不安谓之躁，由于二者常常兼见，故烦躁并称。热在气分和营分时可出现，尤以热入营血分更为多见，此外，温病后期，肾阴亏虚，心火炽盛时亦可见。②神昏谵语：神昏指神志不清，或意识丧失；谵语指语无伦次或胡言乱语。二者每同时出现，称为昏谵，为热扰心神或邪热闭于心包之征象，可见于气、营、血各阶段，多出现在热结肠腑、营热炽盛、血热扰心、热闭心包。③神志昏蒙：表情淡漠，神呆寡言，意识模糊，呈朦胧状态，神志时清时昧，似醒似寐，时有谵语，甚时可见嗜睡如昏，但呼之能应。多为气分湿热蒸酿痰浊而蒙蔽心包，扰及心神所致。常伴见身热汗出不解、苔黄腻、脉象濡滑而数等症。④昏愦不语：意识完全丧失，昏迷不语，呼之不应，甚至对外界各种刺激全无反应，是神志异常中昏迷程度最深者。多为热闭心包，或邪热夹痰闭阻心包，或为瘀热闭阻心包之象。⑤神志如狂：神志昏乱，躁扰不安，妄为如狂。主要见于下焦蓄血和热入血室，瘀热扰心所致。

2. "耗血动血"是叶天士对血分证病机的概括。血液运行于脉中，周流全身，是维持人体生命活动的重要物质基础，它统于心，藏于肝，而又与肾精同源，相互资生。营为血之浅层，热邪入营不能及时清解，则势必进一步深入引起广泛动血而形成血分证，故热在血分实为营血俱病。其病机主要表现为：热毒炽盛迫血妄行和扰乱心神，前者导致腔道广泛出血和斑疹密布，后者则引起神志严重错乱；同时由于血热炽盛动血耗血，还可进一步导致血脉瘀滞和阴血耗损的病机变化，其病情则更为复杂。由于精血同源，血分热邪稽留过久，极易耗伤下焦肝肾阴精，所以血分证后期阶段邪热虽然渐解，但常导致真阴欲竭和阴虚风动等病变的发生。

"入血直须凉血散血"则是叶氏提出的血分证治则，至今仍有效地指导着临床实践。温病邪入血分病势深重，血热炽盛，不仅营血耗损，扰乱心神，而且伤络动血，造成广泛出血，进而导致热瘀相搏，甚或内闭外脱的严重病变。"凉血散血"即针对这一病机而设，其作用主要在于凉血解毒、活血化瘀。血热得清，瘀血得散，则可收止血防脱之效，犀角地黄汤为治疗本证的代表方剂。

五、问答题

1. 湿热痰浊蒙闭心包证与热闭心包证治疗的相同点在于两证在治疗上均须使用开窍法。

不同点：由于湿热酿痰蒙闭心包证的病机是湿热酿蒸痰浊蒙闭心包络，故治疗应主以清热化湿、豁痰开窍，用菖蒲郁金汤为主方；热闭心包证的病机是邪热内陷心包机窍阻闭，故治疗应主以清心凉营，泄热开窍，可用清宫汤送服安宫牛黄丸、紫雪丹、至宝丹等。

2. "先安未受邪之地"，是指对于未受病邪侵犯的部位、脏腑，先行顾护，防邪深入的治疗措施。它有未至先防、病中防变之意。先安之法，叶氏是指若斑出而热不解者，为邪热消铄胃津，阴津亏耗，不能济火，火旺而热势燎原，即叶氏所谓"胃津亡"的表现，治宜甘寒之剂清热生津。热盛伤津较重者，可用玉女煎之类方药清气凉营，泄热生津；轻者用梨皮、蔗浆之类甘寒滋养胃津。若患者素体肾水不足，邪热最易乘虚深入下焦，劫铄肾阴而加重病情，临床上多见舌质干绛甚则枯萎，治宜在甘寒之中加入咸寒之品兼补肾阴，使肾阴得以充盈而邪热不易下陷，起到未病先防的作用，以"先安未受邪之地"。

3. 湿温病为感受湿热病邪所致，通过利小便以祛除湿邪，是治疗湿病的基本治法。所以在湿温病中利小便的首要作用是通利水道，使湿邪随小便而去。湿与热相合则氤氲难解，故通过利小便可使湿热分离，以便于热邪的清除。

利小便之法多用淡渗分利之品，此法的运用范围很广，既可单独使用，也可与其他祛湿法配合。在湿温病的治疗中，无论湿热在上、中、下焦，均可酌情使用淡渗利尿之品，以加强其祛湿的作用。